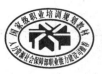

国家职业技能等级认定培训教材
国家基本职业培训包教材资源

养老护理员

（初级）

编审委员会

主　任　杨文秀　杨根来　许世杰

副主任　谭美青　辛胜利　霍春暖　屠其雷　邓宝凤　王　婷　贾云竹
　　　　刘则杨　苏志钢　方　亚　石晓燕　谭宇双

委　员（按姓氏笔画排序）
　　　　王　亚　王　伟　王　莹　王　涛　王　港　王艳艳　冯翠平
　　　　伍宗云　刘利君　刘婧桓　江淑一　孙钰林　李　鹏　李秀梅
　　　　李梦晓　李惠菊　杨金兰　迟玉芳　张雪英　陈庆庆　侯紫霜
　　　　徐国英　徐晴岩　高　文　海　宁　韩振秋　魏一民

本书编审人员

主　编　辛胜利　霍春暖　屠其雷
副主编　石晓燕　李惠菊　邓宝凤
编　者　贾云竹　迟玉芳　张雪英　陈庆庆　王艳艳　王　莹　李　鹏
　　　　裴　云　赵明辉
主　审　刘则杨
审　稿　霍春暖　杨根来

 中国人力资源和社会保障出版集团

中国劳动社会保障出版社　　中国人事出版社

图书在版编目（CIP）数据

养老护理员：初级 / 人力资源社会保障部教材办公室组织编写. -- 北京：中国劳动社会保障出版社：中国人事出版社，2020

国家职业技能等级认定培训教材

ISBN 978-7-5167-4569-4

I.①养… Ⅱ.①人… Ⅲ.①老年人 – 护理学 – 职业技能 – 鉴定 – 教材 Ⅳ.①R473

中国版本图书馆 CIP 数据核字（2020）第 108311 号

中国劳动社会保障出版社
中国 人 事 出 版 社 出版发行

（北京市惠新东街 1 号 邮政编码：100029）

*

三河市华骏印务包装有限公司印刷装订 新华书店经销

787 毫米 × 1092 毫米 16 开本 13 印张 211 千字
2020 年 7 月第 1 版 2023 年 3 月第 3 次印刷
定价：34.00 元

读者服务部电话：（010）64929211/84209101/64921644
营销中心电话：（010）64962347
出版社网址：http://www.class.com.cn

前　言

为加快建立劳动者终身职业技能培训制度，大力实施职业技能提升行动，全面推行职业技能等级制度，推进技能人才评价制度改革，促进国家基本职业培训包制度与职业技能等级认定制度的有效衔接，进一步规范培训管理，提高培训质量，人力资源社会保障部教材办公室组织有关专家在《养老护理员国家职业技能标准（2019 年版）》（以下简称《标准》）和国家基本职业培训包（以下简称培训包）制定工作基础上，编写了养老护理员国家职业技能等级认定培训系列教材（以下简称等级教材）。

养老护理员等级教材紧贴《标准》和培训包要求编写，内容上突出职业能力优先的编写原则，结构上按照职业功能模块分级别编写。该等级教材共包括《养老护理员（基础知识）》《养老护理员（初级）》《养老护理员（中级）》《养老护理员（高级）》《养老护理员（技师　高级技师）》5 本。《养老护理员（基础知识）》是各级别养老护理员均需掌握的基础知识，其他各级别教材内容分别包括各级别养老护理员应掌握的理论知识和操作技能。

本书是养老护理员等级教材中的一本，是职业技能等级认定推荐教材，也是职业技能等级认定题库开发的重要依据，已纳入国家基本职业培训包教材资源，适用于职业技能等级认定培训和中短期职业技能培训。

本书在编写过程中得到高校毕业生就业协会教育与产业合作分会、全国卫生职业教育教学指导委员会、全国民政职业教育教学指导委员会、解放军总医院、北京大学医学部医大时代教育发展中心、兰州大学护理学院、青岛长期照护协会、北京老年医院、北京市第一福利院、北京社会管理职业学院、天津城市职业学院、四川护理职业学院、北京中育教育与产业发展研究中心、北京协力人口与社会发展研究所、广东省社会福利服务中心、北京中民福祉教育科技有限责任公司、共好福报（北京）养老科技有限公司、山东颐合华龄养老咨询有限公司、上海九如城企业（集团）有限公司、南京市点将台社会福利院、江苏省盐城市社会福利院、北京市海淀区和熹会老年公寓、上海迈动医疗器械股份有限公司、北京冠华英才国际经济技术有限公司、北京德善养老服务有限公司等单位的大力支持与协助，在此一并表示衷心感谢。

人力资源社会保障部教材办公室

序

  自 1999 年我国正式进入人口老龄化社会，特别是党的十八大以来，养老已成为了党中央、国务院和地方各级党委政府、社会各界、老百姓关注的焦点问题和热门话题。养老护理员这个职业名称从 2000 年首次出现，至今已整整 20 年。养老护理员是为老年人提供生活照料、护理服务的专业人才，秉持着为天下老人服务、替天下儿女尽孝的崇高职责，是养老服务业中的第一人力要素，决定着养老服务的质量和水平，养老护理员人才队伍建设工作至关重要。

  2019 年，是养老护理员队伍建设上具有划时代意义的一年，发生了几件影响深远的大事。其一，国务院办公厅印发了《关于推进养老服务发展的意见》（国办发〔2019〕5 号），提出"建立完善养老护理员职业技能等级认定和教育培训制度"；其二，民政部印发了《关于进一步扩大养老服务供给 促进养老服务消费的实施意见》（民发〔2019〕88 号），提出"开展养老服务人才培训提升行动，提升养老护理员专业化、职业化、规范化水平，满足老年人持续增长的养老护理需求，推动养老服务加快发展"；其三，人力资源社会保障部办公厅、民政部办公厅联合印发了《关于颁布养老护理员国家职业技能标准的通知》（人社厅发〔2019〕92 号），《养老护理员国家职业技能标准（2019 年版）》（以下简称《标准》）在 2011 年版的基础上作出了重大调整；其四，启动养老护理员职业技能评价改革，将技能人员水平评价由政府认定改为实行社会化等级认定；其五，根据国务院《关于印发国家职业教育改革实施方案的通知》（国发〔2019〕4 号），启动老年照护、失智老年人照护两个"1+X"证书试点工作；其六，养老护理专业人才培养工作实现新的突破，逐步构建了从技工院校、中职学校、高职院校到本科学校立体化的健康养老服务专业教育体系。

  按照党中央、国务院决策部署，为配合人力资源社会保障部、民政部、教育部等部门加强养老护理员队伍建设工作，标准正式颁布后，高校毕业生就业协会教育与产业合作分会与中国人力资源和社会保障出版集团共同发起了养老护理员国家职业技能等级认定培训教材（以下简称《教材》）的编写工作，由高校毕业生就业协会教育与产业合作分会和北京中育教育与产业发展研究中心具体负责组织实施，组建了养老护理员国家职业技能等级认定培训教材编委会，吸纳了参与《标准》编制与审定的专家，养老护理员国家职业资格培训教程的编写专家和部分新加入的健康养老专家、教产学研专家，参与教材的编写工作。

编写《教材》有相当难度，是一项探索性工作。由于时间仓促，缺乏经验，不足之处在所难免，恳请社会各界提出宝贵意见和建议。

养老护理员国家职业技能等级认定培训教材编委会

目 录 █ CONTENTS

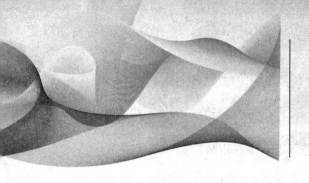

职业模块 ①
生活照护

内容结构图

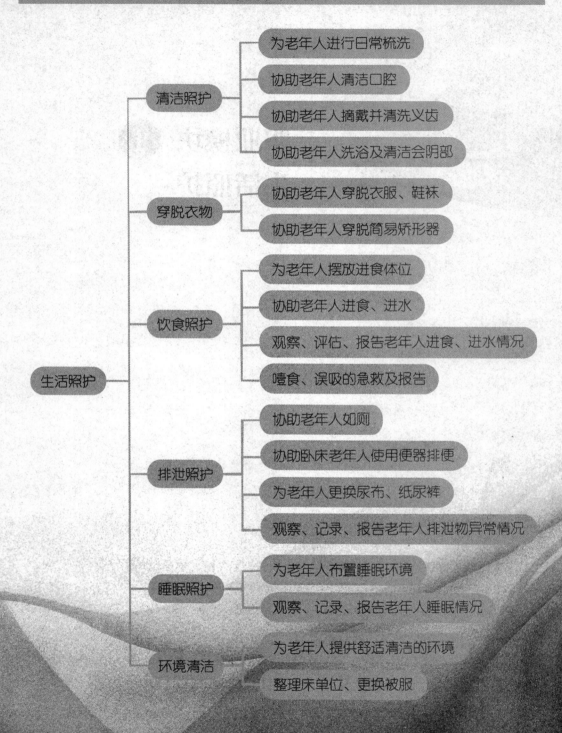

生活照护

清洁照护
- 为老年人进行日常梳洗
- 协助老年人清洁口腔
- 协助老年人摘戴并清洗义齿
- 协助老年人洗浴及清洁会阴部

穿脱衣物
- 协助老年人穿脱衣服、鞋袜
- 协助老年人穿脱简易矫形器

饮食照护
- 为老年人摆放进食体位
- 协助老年人进食、进水
- 观察、评估、报告老年人进食、进水情况
- 噎食、误吸的急救及报告

排泄照护
- 协助老年人如厕
- 协助卧床老年人使用便器排便
- 为老年人更换尿布、纸尿裤
- 观察、记录、报告老年人排泄物异常情况

睡眠照护
- 为老年人布置睡眠环境
- 观察、记录、报告老年人睡眠情况

环境清洁
- 为老年人提供舒适清洁的环境
- 整理床单位、更换被服

培训课程 1

清洁照护

学习单元 1　为老年人进行日常梳洗

学习目标

了解老年人日常梳洗照护内容

熟悉梳洗过程中的观察要点

熟悉洗头的益处并掌握头发的养护方法

能为老年人进行日常梳洗

一、老年人日常梳洗照护概述

老年人的日常梳洗照护是指晨起及晚睡前为老年人所进行的局部身体清洁照料服务。晨间梳洗内容包括洗脸、洗手、剃须、梳头等，晚间梳洗内容除了洗脸外，还包括为老年人洗脚等。对面部、手、足等进行清洁，可以清除相应部位的脱落皮屑、污物和微生物，减少感染机会，增进健康。晚间洗脚后更益于老年人入眠。日常梳洗可以使老年人整洁、舒适，身心愉悦。

鼓励自理的老年人在保障安全的前提下自己做晨、晚间梳洗，护理员离手不离眼；对半自理的老年人，护理员协助照护；对完全不能自理的老年人由护理员给予照料。老年人日常梳洗照护的具体工作主要包括洗脸、洗手、洗头、梳头、剃须、洗脚、修剪指甲等。

二、梳洗过程中观察要点

1. 观察老年人的神志变化，有无呼之不应、嗜睡等情况，以便及时发现病情变化。

2. 观察老年人的精神状态，有无烦躁、过度兴奋或无精打采等现象，寻找原因，排除疾病因素。

3. 观察老年人的皮肤情况，主要包括以下内容。

（1）皮肤完整性。有无皮肤破损、炎症等。

（2）皮肤温度。有无发热、冰冷等情况。

（3）皮肤颜色。有无发红、黄染、发花等异常。

4. 发现问题，及时通知家属或报告医护人员。

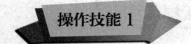

为老年人梳洗

步骤1　工作准备

（1）室内环境整洁，温湿度适宜。

（2）衣着整洁，洗净双手。

（3）准备脸盆（内盛半盆 38～40 ℃的温水）、毛巾、香皂、润肤油、梳子。

步骤2　沟通

（1）携用物进入房间。将脸盆放在床旁凳上。

（2）向老年人说明准备为其梳洗，使老年人做好身心准备。

步骤3　洗脸

（1）将毛巾围在老年人胸前。

（2）一手扶住老年人肩部，另一手沾温水将老年人面部润湿。

（3）手部涂擦香皂后，在老年人面部按照面颊、额头、鼻部、下颌、眼周、耳后的顺序进行揉搓。

（4）反复多次沾清水将老年人面部皂液洗净，如图1-1所示。

（5）取胸前毛巾擦干面部。

步骤4　洗手

（1）协助老年人一只手在脸盆中浸湿后抬起。

（2）拉住老年人的一只手涂擦香皂，揉搓手掌、手背、指缝、指尖及手腕。

（3）再次将老年人的手浸没在脸盆中，洗净皂液（见图1-2）。

（4）取毛巾擦干手。用同样方法洗净另一只手。

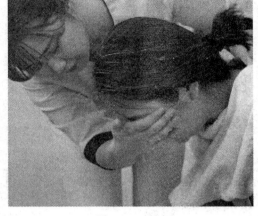

图1-1　洗脸

步骤5　擦润肤油

给老年人面部及双手均匀涂擦润肤油（见图1-3）。

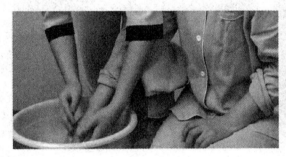

图1-2　洗手

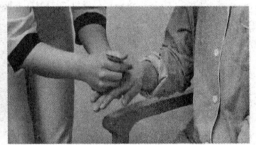

图1-3　擦润肤油

步骤6　梳头

1. 坐位梳头

（1）将毛巾围于老年人肩上（散开束起的长发）。

（2）一手压住发根，另一手梳理头发至整齐。

（3）长发采用分段梳理，先梳理靠近发梢的一段，梳理通顺后，再从发根梳理至发梢（长发的老年人应按其喜好的发型束起），如图1-4所示。

（4）将毛巾由两侧朝中间卷起撤下。

2. 卧位梳头

（1）一手托起老年人头部，另一手

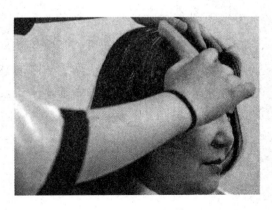

图1-4　坐位梳头

将毛巾铺在枕巾上。

（2）叮嘱并协助老年人头偏向一侧，梳理方法同上。将一侧头发梳理平顺。

（3）叮嘱并协助老年人头偏向另一侧，同样方法梳理另一侧头发至平顺，如图1-5所示。

（4）一手托起老年人头部，另一手将毛巾由一侧卷起撤下。

步骤7 整理用物

（1）携用物至洗漱间。

（2）将污水倾倒于水池内，将毛巾上的头屑及脱落头发抖落于垃圾桶内，如图1-6所示。

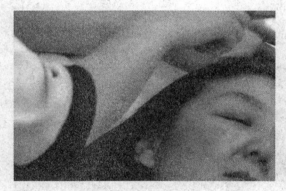 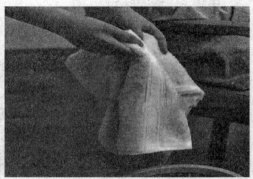

图1-5 卧位梳头　　　　　　　　　　　图1-6 抖落头屑及头发

（3）将用物放回原处。

（4）清洗毛巾及脸盆，毛巾悬挂晾干。

（5）洗净双手。

注意事项

（1）水温不可过热，以防烫伤。

（2）清洗面部及双手时，不要有遗漏部位。

（3）梳理动作要轻缓，不可以强拉硬拽。

（4）头发缠绕成团不易梳通时，可沾水湿润后再梳理。

操作技能 2

为老年人剃须

步骤 1　工作准备

（1）室内环境整洁，温湿度适宜。

（2）衣着整洁，洗净双手。

（3）准备电动剃须刀、毛巾。

步骤 2　沟通

（1）携电动剃须刀、毛巾进入房间。

（2）向老年人说明准备为其剃须，使老年人做好身心准备。

步骤 3　剃须

（1）在为老年人晨起清洁面部后，为老年人剃须。

（2）在老年人颌下铺垫毛巾。

（3）一手持电动剃须刀，另一手向脸颊外部轻推皮肤，绷紧剃须部位。按下电动剃须刀开关，按从左至右、从上到下的顺序剃须，如图 1-7 所示。

（4）剃须完毕，使用毛巾擦拭剃须部位，检查是否剃净。

（5）关闭电动剃须刀开关，撤去毛巾，协助老年人取舒适体位。

步骤 4　整理用物

（1）用物放回原处。

（2）清洗毛巾，悬挂晾干。

（3）洗净双手。

注意事项

（1）剃须时，应绷紧皮肤，以免刮伤皮肤。

（2）胡须较为坚硬时，可用温热毛巾热敷 5～10 分钟。

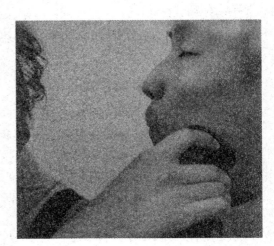

图 1-7　剃须

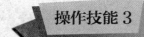

操作技能 3

为老年人洗脚

步骤 1 工作准备

（1）室内环境整洁，温湿度适宜。

（2）衣着整洁，洗净双手。

（3）准备洗脚盆（内盛半盆 38～40 ℃的温水）、毛巾、香皂、润肤油。

步骤 2 沟通

（1）携用物进入房间。

（2）向老年人说明准备为其洗脚，使老年人做好身心准备。

步骤 3 洗脚

（1）检查老年人双脚有无破损或脚部疾病等问题。

（2）将老年人的双脚放于洗脚盆中，询问老年人有无不适后，泡脚10分钟。

（3）抬起老年人一只脚，在脚底、脚面涂擦香皂，揉搓脚底、脚背、趾缝及脚踝，如图1-8所示。

（4）将脚浸没在脚盆中，反复多次洗净皂液并抬起擦干。

（5）用同样方法洗净另一只脚。

步骤 4 擦润肤油

为老年人双脚涂抹润肤油，按从脚跟至脚趾的顺序涂抹。

步骤 5 整理用物

（1）携用物至洗漱间。

（2）将污水倾倒于水池内。

（3）将用物放回原处。

（4）清洗毛巾及脚盆，毛巾悬挂晾干。

（5）洗净双手。

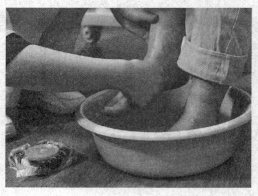

图1-8 洗脚

操作技能 4

为老年人修剪指甲

步骤 1　工作准备

（1）室内环境整洁，温湿度适宜。

（2）衣着整洁，洗净双手。

（3）准备指甲刀、纸巾。

步骤 2　沟通

（1）携指甲刀、纸巾进入房间。

（2）向老年人说明准备为其修剪指甲，使老年人做好身心准备。

步骤 3　修剪指甲

（1）在老年人手（或足）下铺垫纸巾。

（2）一手握住老年人一只手（或足）的手指（脚趾），另一手持指甲刀修剪指甲，保留指甲长度 1~1.5 毫米为宜，逐一修剪。

（3）手指甲可圆剪，脚趾甲应平剪。

（4）先修剪手指甲，后修剪脚趾甲，如图 1-9 所示。

步骤 4　挫平指甲边缘

用指甲锉逐一修理锉平指甲边缘毛刺，如图 1-10 所示。

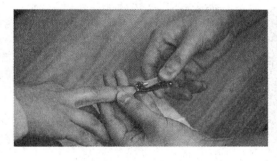
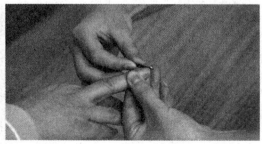

图 1-9　修剪指甲　　　　　　　　　　　　图 1-10　挫平指甲

步骤 5　整理用物

（1）用纸巾包裹指甲碎屑，放入垃圾桶。

（2）将指甲刀放回原处。

（3）洗净双手。

注意事项

（1）老年人沐浴后指甲较软，更方便修剪。

（2）老年人指甲较硬时，可用温水浸泡或温热湿毛巾包裹5分钟，再进行修剪。

（3）修剪指甲时，应避免剪伤皮肤。

（4）修剪完毕的指甲边缘应光滑、无毛刺。

三、为老年人洗头的益处

炎热的天气容易使老年人出汗导致头发黏腻；风干天气，湿度低，容易使老年人头发毛躁，给老年人带来不适。注意头发的梳理、清洗，不仅可以保持头发的清洁美观，感受舒适，还能够保持头皮健康，减少脱发，防止感染及寄生虫的滋生。

四、老年人头发的养护方法

1. 保持乐观的精神

乐观的心态会提高人体的免疫功能，起到美发护发的作用。

2. 加强身体锻炼

老年人经常锻炼，能改善血液循环、增强体质，从而促进头发的健康。

3. 多吃对头发有益的食品

（1）使头发变黑的含碘类食品，如海带、紫菜等。

（2）有助于头发合成黑色素的食品，如菠菜、西红柿、马铃薯等。

（3）有助于头发生长的食品，如大豆、花生、芝麻等。

（4）富含头发所需维生素的食品，如胡萝卜、南瓜、卷心菜、糙米、鲜枣、草莓、柑橘等。

4. 经常梳头

（1）经常梳理头发，不仅可以促进头发根部的血液循环，起到坚固发根的作用，还能醒脑提神、防止大脑衰退、增强记忆力。

（2）梳子的选择以竹制的密齿梳子为最好，牛角梳子和木梳子次之，不宜使用塑料梳子。

（3）老年人可在晨起和晚睡前各梳头一次，每次梳头5~10分钟。梳齿轻轻接触头皮，梳至头皮有热胀感为止。

梳头顺序：从额头至脑后梳 2~3 分钟，从左鬓至右鬓梳 1~2 分钟，从右鬓至左鬓梳 1~2 分钟；低头，从枕部发根处往前梳 1~2 分钟。

5. 头部按摩

坚持每日按摩头部，可预防或减轻老年性脱发。

（1）老年人在晨起、午休前和晚睡前，双手十指稍弯曲，用指腹自前额发际经头顶至脑后发际，边梳头边按摩头皮，每次按摩 10~15 分钟。

（2）双手向两边分开，按摩两鬓的皮肤，每次按摩 5~10 分钟。

6. 减少染发、烫发次数

频繁的染发、烫发会使发质受损，头发易断裂，变得粗糙、易分叉。

（1）每年染发、烫发各一次为宜。

（2）避免染发、烫发同时进行、一次完成，二者最好相隔 3 个月以上。

（3）老年人洗发后，用干毛巾吸干头发上的水分。使用吹风机时，将温度、风力调至中、低挡位，以减少对头发的损害。

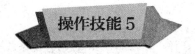

操作技能 5

为老年人坐位洗头

步骤 1　工作准备

（1）室内环境整洁，温湿度适宜。关闭门窗。

（2）衣着整洁，洗净双手。

（3）准备毛巾、洗发液、梳子、脸盆、暖瓶、水壶（盛装 38~40 ℃温水）、方凳，必要时备吹风机。

步骤 2　沟通

（1）携用物进入房间。

（2）向老年人说明准备为其洗头，使老年人做好身心准备。

步骤 3　摆放体位

（1）将脸盆放置在方凳上。

（2）协助老年人取坐位，肩部围毛巾。

（3）叮嘱并协助老年人双手扶稳方凳两侧，低头闭眼，头部位于脸盆上方。

步骤4 洗头

（1）护理员一手持水壶缓慢倾倒温水，另一手揉搓头发至全部淋湿。

（2）取适量洗发液涂擦在头发上。

（3）双手指腹揉搓头发、按摩头皮，力量适中，由四周发际边缘向头顶部揉搓，如图1-11所示。

（4）观察老年人面色，询问老年人有无不适。

（5）用少量温水交替冲净自己双手的洗发液。同时感受水温，如偏凉，则倾倒暖壶，用热水勾兑至水温温热。

（6）一手持水壶缓慢倾倒温水，另一手揉搓头发至洗发液全部冲净。

步骤5 擦干及梳理

（1）取老年人肩部毛巾为其擦干面部水痕。

（2）用毛巾包裹住老年人的头发，并叮嘱老年人抬起头，取舒适坐位，充分擦干头发（见图1-12），必要时用吹风机吹干头发。

（3）梳理头发至整齐。

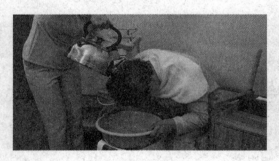 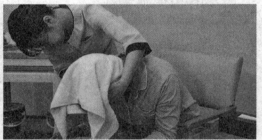

图1-11 坐位洗头　　　　　　　　　　图1-12 擦干头发

步骤6 整理用物

（1）开窗通风。

（2）携用物至洗漱间。

（3）将用物放回原处。

（4）将污水倾倒于水池内。

（5）清洗毛巾及脸盆，毛巾悬挂晾干。

（6）洗净双手。

注意事项

（1）洗发过程中，若发现老年人有不适，应及时调整操作方法。

（2）注意室温、水温变化，及时擦干老年人的头发，防止着凉。

（3）洗发操作应轻快，避免老年人感到疲劳。

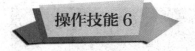

操作技能 6

为老年人卧位洗头

步骤 1　工作准备

（1）室内环境整洁，温湿度适宜，关闭门窗。

（2）衣着整洁，洗净双手。

（3）准备毛巾 2 条、洗发液、梳子、床上洗头器（见图 1-13）、暖瓶、水壶（盛装 38～40 ℃的温水）、污水桶，必要时备吹风机。

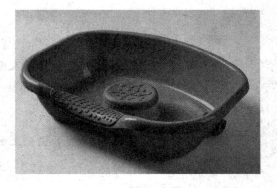

图 1-13　床上洗头器

步骤 2　沟通

（1）评估老年人身体状况，评定是否适宜卧位洗头。

（2）询问老年人是否需要便器。

（3）携用物进入房间。

（4）向老年人说明准备为其洗头，使老年人做好身心准备。

步骤 3　放置洗头器

（1）将老年人衣领向内折，暴露颈部。

（2）一只手托起老年人头部，另一只手在枕头上平铺毛巾，向下撤枕头至肩背部。

（3）将床上洗头器放在老年人头下方，在颈部洗头器的凹槽上覆盖毛巾。

（4）将洗头器排水管末端放于污水桶内。

步骤4 洗头

（1）一手持水壶缓慢倾倒温水，另一手顺势遮挡耳廓，并揉搓头发，至头发全部淋湿。

（2）取适量洗发液涂擦在头发上。

（3）用双手指腹揉搓头发、按摩头皮，力量适中，由四周发际边缘向头顶部揉搓。

（4）观察老年人面色，询问老年人有无不适。

（5）用少量温水交替冲净自己双手的洗发液。

（6）一手持水壶缓慢倾倒温水，一手揉搓头发至洗发液全部冲净，如图1-14所示。

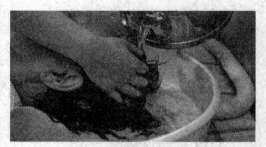

图1-14 卧位洗头

步骤5 擦干及梳理

（1）取颈部覆盖的毛巾擦干老年人面部水痕。

（2）用毛巾包裹老年人头发，撤去床上洗头器。将枕头移至头下，并充分擦干头发，必要时使用吹风机吹干头发。

（3）梳理头发至整齐，撤下枕头上的毛巾。

步骤6 整理用物

（1）将用物放回原处。

（2）将污水倾倒于水池内。

（3）清洗洗头器及污水桶。

（4）清洗毛巾并悬挂晾干。

（5）洗净双手。

注意事项

（1）洗发过程中，观察并询问老年人有无不适，以便及时调整操作方法。

（2）注意室温、水温变化，及时擦干头发，防止老年人着凉。

（3）洗发操作轻快，避免老年人感到疲劳。

（4）缓慢冲水，避免流入眼、耳内或打湿被服。如若被服被打湿，应及时更换。

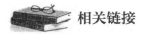 **相关链接**

自制简易洗发装置

　　我们可以自己制作一些简易装置，完成床上为老年人洗发的操作。

　　马蹄形垫洗发。将浴巾卷成筒状，外包塑料布再次卷起。取一块方形大塑料布衬平铺，将浴巾卷放，围成马蹄形，方塑料布三个边角向内折，一角敞开形成水槽，开口处用夹子夹住。将该装置放于老年人头下，脖颈枕在隆起的浴巾筒上，操作方法同床上洗发，如图 1-15 所示。

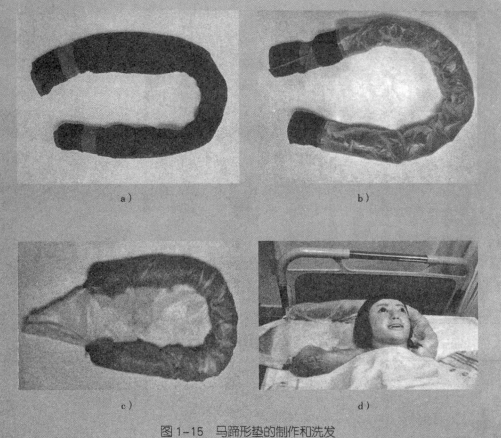

a)　　　　　　　　　　　　　　　b)

c)　　　　　　　　　　　　　　　d)

图 1-15　马蹄形垫的制作和洗发

a）将浴巾卷成筒状　b）外包塑料布　c）使用方塑料布形成水槽　d）洗发

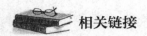 相关链接

护理洗浴车洗发

护理洗浴车如图1-16所示。操作方法如下。

1. 加水加热

连接进水管，打开水龙头加水，水位达到预置水位时，自动停止加水。关闭水龙头后，连接电源，水温达到预置温度时，加热自动停止。关闭电源开关，拔掉电源。

2. 洗头

将护理洗浴车推到老年人床旁，把脚踏开关放到合适位置。撤去枕头，将洗头盆放在老年人头下，将污水排放管放置到排水口。踩动脚踏开关，温水从淋浴头上喷出，开始为老年人洗头，操作方法同床上洗发的操作方法。洗发完毕，从老年人头下撤去洗头盆，为其擦干并梳理头发，头下垫好枕头。

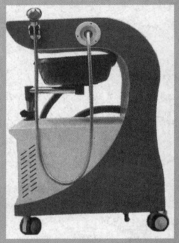

图1-16 护理洗浴车

3. 整理用物

将洗头盆放回车上，将污水排放管挂回原位，收起脚踏开关，将护理洗浴车放回原处。

学习单元2 协助老年人清洁口腔

学习目标

了解老年人口腔健康的重要性

熟悉保持口腔清洁的标准

掌握老年人保持口腔健康的知识

能协助老年人进行口腔清洁

一、口腔清洁概述

人的口腔内存在一定量的细菌、微生物，健康状况良好状态下，不易致病。老年人机体抵抗力下降，尤其是患病时，饮水少，进食少，消化液分泌减少，口腔内细菌清除能力下降，进食后食物残渣滞留，口腔内适宜的温度、湿度，使细菌易于在口腔内大量繁殖，易引起口腔内局部炎症、溃疡、口臭及其他并发症。漱口、刷牙等活动，可起到清除细菌的作用。

二、口腔清洁的重要性

协助老年进行口腔清洁，可以保持老年人牙齿健康，保持口气清新，促进食欲，减少口腔感染的机会。

三、老年人口腔健康的标准

世界卫生组织制定了有关老年人口腔健康的标准，即老年人口腔里应保证有20颗以上牙齿，维持口腔健康功能的需要。具体内容包括：牙齿清洁，没有龋齿，没有疼痛感，牙龈颜色为正常的粉红色，没有出血现象。

四、保持口腔健康的方法

1. 保持口腔卫生，应每天坚持早晚刷牙、饭后漱口。

2. 选择刷毛硬度适中的牙刷，定期（不超过 3 个月）更换牙刷，并用正确的方法刷牙。

3. 经常按摩牙龈。用洗干净的手指直接在牙龈上按摩，按摩时按压和旋转运动相结合，重复 10 ~ 20 次，牙龈的外面和里面都应进行按摩。

4. 经常叩齿。以促进下颌关节、面部肌肉、牙龈和牙周的血液循环，锻炼牙周围的软硬组织，坚固牙齿。

5. 定期进行口腔检查。牙痛时要请医生帮助查明原因，对症治疗。

6. 戴有义齿的老年人进食后、晚睡前应将义齿清洗干净。睡觉前应摘下义齿，在清水杯中存放，并定期使用专用清洁剂进行清洗。

7. 改掉不良嗜好，如吸烟、用牙齿拽东西、咬硬物等。合理营养、补充牙齿所需的钙、磷等，少吃含糖食品，多吃新鲜蔬菜，增加牛奶和豆制品的摄入量。全身健康也可促进牙齿健康。

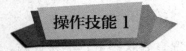

操作技能 1

协助老年人漱口

步骤1　工作准备

（1）室内环境整洁，温湿度适宜。

（2）衣着整洁，洗净双手。

（3）准备水杯盛接2/3杯清水、吸管、小碗、毛巾，必要时备润唇油。

步骤2　沟通

（1）携用物进入房间，将用物放在床头桌上。

（2）向老年人说明准备为其漱口，使老年人做好身心准备。

步骤3　摆放体位

（1）叮嘱老年人取坐位（卧床老年人应垫起或摇高床头30°，面部侧向面对护理员）。

（2）老年人胸前垫毛巾（卧床老年人应将毛巾平铺于其颌下，小碗置于口角旁），如图1-17所示。

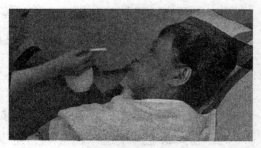

图1-17　漱口

步骤4　协助漱口

（1）护理员将水杯递给老年人，饮一口水（卧床老年人应将水杯递到老年人口角旁，指导老年人用吸管吸一口水）。

（2）指导老年人漱口。示范"闭紧双唇，鼓动颊部，使漱口液在齿缝内外流动冲刷。"

（3）护理员持小碗接取老年人倾吐的漱口水（卧床老年人将漱口水倾吐于小碗内），反复多次直至口腔清爽。

（4）撤下小碗，取毛巾擦干老年人口角水痕，必要时涂擦润唇油。

步骤 5　整理用物

（1）放平卧床老年人的床头。

（2）携用物至洗漱间。

（3）倾倒小碗。

（4）清洗水杯、小碗及毛巾，毛巾悬挂晾干。将用物放回原处。

（5）洗净双手。

注意事项

（1）每次含漱口水的量不可过多，避免发生呛咳或误吸。

（2）卧床老年人漱口时，口角边垫好毛巾避免打湿被服。

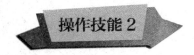

操作技能 2

协助老年人刷牙

步骤 1　工作准备

（1）室内环境整洁，温湿度适宜。

（2）衣着整洁，洗净双手。

（3）在水杯中盛 2/3 满清水、牙刷、牙膏、毛巾、跨床小桌、脸盆，必要时备润唇油。

步骤 2　沟通

（1）携用物进入房间。

（2）向老年人说明准备协助其刷牙，使老年人做好身心准备。

步骤 3　摆放体位

（1）协助老年人取坐位，胸前围毛巾。

（2）在跨床小桌上放稳脸盆。

步骤 4　指导刷牙

（1）将量约为黄豆大小的牙膏挤在牙刷上。

（2）将水杯及牙刷递至老年人手中，如图 1–18 所示。

（3）叮嘱老年人身体前倾，先含一小口水漱口，再进行刷牙。

（4）指导刷牙方法。

1）牙齿外侧面：上下牙齿咬合，采用竖刷法刷牙。

2）牙齿内侧面：张开口腔，上牙从上向下刷，下牙从下向上刷。

3）牙齿咬合面：螺旋形由内向外刷牙齿咬合面，还可用刷毛轻轻按摩牙龈。

4）上下牙齿的每一个面都要刷到，刷牙时间不少于3分钟。

5）刷牙完毕，含水再次漱口至口腔清爽。

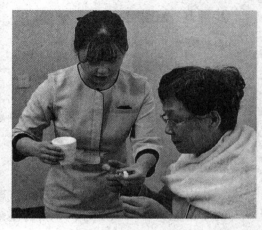

图1-18　协助刷牙

（5）取胸前毛巾协助老年人擦净口角水痕。

步骤5　整理用物

（1）收回毛巾，接过老年人水杯及牙刷。

（2）撤下用脸盆及塑料布。

（3）根据老年人需要保持坐位或变换其他体位，必要时涂擦润唇油。

（4）携用物至洗漱间，倾倒污水。

（5）将用物放回原处。清洗毛巾、水盆，毛巾悬挂晾干。

（6）洗净双手。

注意事项

（1）脸盆放稳，避免打湿床铺。

（2）刷牙时应叮嘱老年人动作要轻柔，以免损伤牙龈。

学习单元3　协助老年人摘戴并清洗义齿

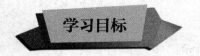

学习目标

了解义齿的作用

熟悉义齿的摘取和佩戴方法

掌握义齿清洗、存放原则

能协助老年人摘戴、清洗义齿

一、义齿的概念和作用

义齿是牙齿脱落或拔除后镶补的假牙。

覆盖义齿是指义齿的基托覆盖并支持在已经治疗的牙根与牙冠上的一种全口义齿或可摘局部义齿。上义齿的底座要覆盖上腭（口腔的顶部），下义齿的底座是马蹄形，如图1-19所示。

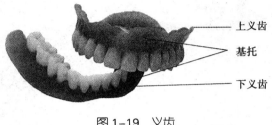

图1-19　义齿

义齿的作用：能够帮助牙齿脱落的老年人像正常人一样咀嚼、发音，并能保持形象美观。

二、义齿的摘取和佩戴方法

1. 义齿应在每次进食后及晚睡前取下清洗，让口腔组织得到休息。

2. 摘取、佩戴齿时，均不可用力太猛，以免造成义齿卡环的折断、变形，同时易损伤牙龈。

3. 全口义齿，一般先摘取上牙，再摘取下牙。

三、义齿清洗、存放原则

1. 应在流动水下刷洗义齿。

2. 使用"义齿清洁片"浸泡义齿，可消除义齿上的牙垢，减少菌斑附着。佩戴前再次在流动水下刷洗冲净。

3. 不能用热水或酒精浸泡义齿，以免发生裂纹或变形。

4. 不能使用坚硬毛刷刷义齿，易造成义齿表面损伤。

5. 义齿应在清洁的冷水杯中保存。

四、注意事项

1. 老年人佩戴的义齿要经常清洗，保持洁净。

2. 佩戴义齿时，不宜吃太硬或黏性较大的食物，以免造成义齿损坏或脱落。

3. 初戴全口义齿时，咀嚼食物应由软到硬、由少到多，逐步适应，以免损伤口腔黏膜。

4. 定期复查。应每半年或一年到专业医院复查一次，确保佩戴舒适。

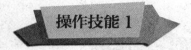

为老年人摘戴义齿

步骤 1　工作准备

（1）室内环境整洁。

（2）衣着整洁，洗净双手。

（3）准备水杯、纱布。

步骤 2　沟通

（1）持水杯及纱布进入房间。

（2）向老年人说明睡前需要摘下义齿，第二天晨起漱口后协助佩戴，使老年人做好身心准备。

步骤 3　摘取义齿

（1）叮嘱老年人张口，一手垫纱布轻轻拉动义齿基托将义齿取下。摘取方法是：上义齿轻轻向外下方拉动，下义齿轻轻向外上方拉动，如图1-20所示。

（2）上下均有义齿，应先摘取上方，再摘取下方。

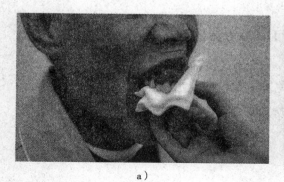
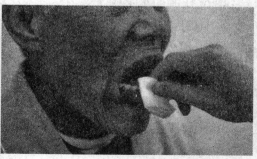

a）

b）

图1-20　摘取义齿

a）摘取上义齿　b）摘取下义齿

步骤4　佩戴义齿

（1）持装有清洁义齿的水杯进入老年人房间，放于床头桌上。

（2）垫纱布拿稳义齿，叮嘱老年人张口。

（3）将义齿轻稳地放入老年人口中，轻推义齿基托将义齿戴上。

（4）叮嘱老年人上下齿轻轻咬合数次，使义齿完全贴合舒适。

注意事项

（1）摘、戴义齿时，不可用力过大，以免损伤牙龈。

（2）叮嘱老年人佩戴义齿时不要用力咬合，以防卡环变形或义齿折断。

（3）叮嘱有义齿的老年人不宜咀嚼过硬或过黏的食物。

（4）对意识不清的老年人应将义齿取下。

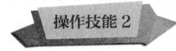

清洗义齿

步骤1　工作准备

（1）室内环境整洁。

（2）衣着整洁，洗净双手。

（3）准备水杯、软毛牙刷、纱布数块，根据需要备义齿清洗剂和义齿清洁片，如图1-21所示。

步骤2　刷洗义齿

（1）一手垫纱布从水杯中取出义齿，另一手打开水龙头。

（2）取软毛牙刷，在流动水下进行刷洗，义齿的各个面均应刷至无污渍附着为止，如图1-22所示。

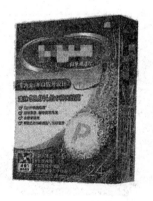

图1-21　义齿清洗剂

（3）检查并冲净义齿。

步骤3　浸泡义齿

（1）护理员涮洗水杯，盛装清洁冷水浸没义齿。

（2）如果使用义齿清洁片，则按照产品说明配制溶液并浸没义齿，如图1-23所示。

步骤4　戴前冲洗

（1）次日戴前再次用流动水冲洗义齿。

（2）使用义齿清洁片浸泡的义齿，在流动水下使用软毛牙刷刷去义齿上的浮垢至清洁。

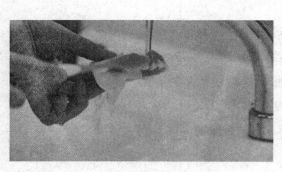 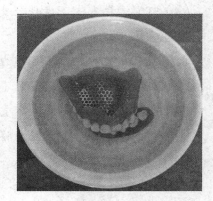

图1-22　刷洗义齿　　　　　　　　　　　图1-23　浸泡义齿

注意事项

（1）刷洗义齿的牙刷刷毛不可太硬，以免损坏义齿表面。

（2）义齿的各个面均应刷洗干净。

（3）义齿应放在清洁冷水里保存，不可浸泡在热水或酒精中。

学习单元4　协助老年人洗浴及清洁会阴部

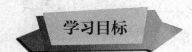
学习目标

了解老年人洗浴的目的

熟悉老年人洗浴的种类

掌握老年人床上擦浴的注意事项

能协助老年人洗浴

能为女性老年人冲洗会阴部

一、洗浴概述

洗浴可以使老年人身心放松、身体舒适、心情愉快。定期洗浴或根据老年人需求及时协助洗浴，不仅可使老年人身体更清洁，更是老年人健康的需要。

二、老年人洗浴的目的

洗浴可以清洁身体表面，通过对肌肤的清洗及揉搓，达到消除疲劳、促进血液循环、改善睡眠、提高皮肤新陈代谢速度和增强抗病能力的目的。

三、老年人洗浴的种类

老年人洗浴的种类主要包括三种：淋浴、盆浴和擦浴。

淋浴即洗澡时，使用喷头淋湿全身进行洗浴的方法。

盆浴即在浴缸或浴盆中放入水，泡在水里进行洗浴的方法。

擦浴是针对卧床、不便移动的老年人，在床上用浸湿的毛巾按照由上至下的顺序擦拭全身至肌肤清洁的方法。

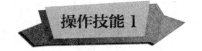

操作技能 1

协助老年人淋浴

步骤 1　工作准备

（1）室内环境整洁。调节浴室温度为 24～26 ℃。关闭门窗，检查洗澡椅是否完好，高度是否适宜，洗澡椅如图 1-24 所示。

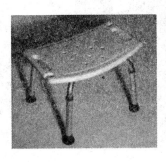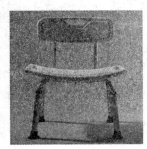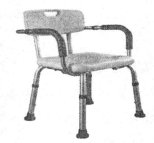

图 1-24　洗澡椅

（2）洗净双手，更换短袖衣、短裤、防滑拖鞋，必要时穿着防水围裙。

（3）准备毛巾、浴巾、小方毛巾、沐浴液、洗发液、梳子、清洁衣裤、防滑拖鞋，必要时备吹风机。

步骤2　沟通

（1）评估老年人身体状况是否适宜淋浴。

（2）向老年人说明准备协助其淋浴，使老年人做好身心准备。

（3）询问老年人是否需要排便、排尿，并予以协助。

步骤3　协助进入浴室

（1）备齐用物，分别放置在浴室适宜位置。

（2）协助老年人穿着防滑拖鞋。

（3）搀扶或使用轮椅运送老年人进入浴室。

步骤4　脱衣、调节水温

（1）协助老年人脱去衣裤（偏瘫老年人脱衣时，应先脱健侧，再脱患侧；穿衣时，应先穿患侧，再穿健侧）。

（2）搀扶老年人在洗澡椅上坐稳，叮嘱老年人双手握住洗澡椅扶手。

（3）避开老年人身体调节水温，先开冷水开关，再开热水开关（单把手开关由冷水向热水方向调节），伸手触水，温热不烫手为宜，水温控制在 38～40 ℃，如图 1-25 所示。

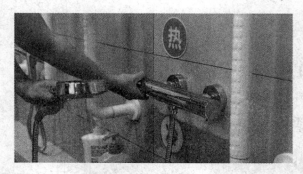

图 1-25　调节水温

步骤5　淋浴

（1）手持淋浴喷头淋湿老年人下肢，询问老年人水温是否合适，根据老年人感受需求，避开身体调节水温。

（2）清洗身体。

1）自颈部由上至下淋湿身体。

2）使用小方毛巾包手，为老年人涂擦沐浴液。

手部包裹小方毛巾的方法：小方毛巾平铺，手背位于小方毛巾中线上，毛巾左右两边绕开拇指向掌心对折，毛巾前端下垂部分向掌根反折，并掖于掌根毛巾边缘内，如图 1-26 所示。

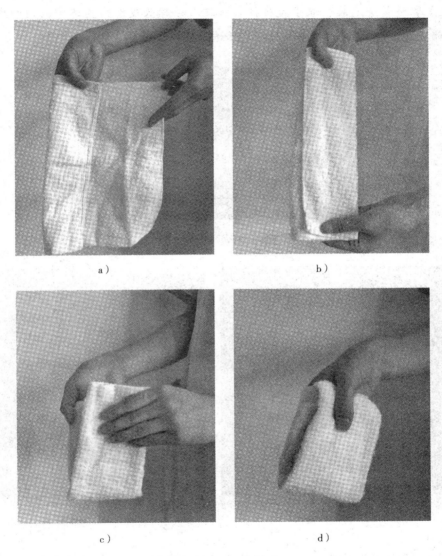

图 1-26　小方毛巾包手
a）一折　b）二折　c）上折　d）折边

倒上适量沐浴液，涂擦老年人颈部、耳后、胸腹部、双上肢、背部、双下肢、双脚，轻轻揉搓肌肤，如图 1-27 所示。

3）手持淋浴喷头冲净小毛巾上的沐浴液，边擦拭边冲净老年人肌肤上的沐浴液，如图 1-28 所示。

（3）清洗头发。

1）叮嘱老年人身体靠紧椅背，头稍后仰，一手持淋浴喷头，一手遮挡耳廓并揉搓头发至全部淋湿。

2）取适量洗发液，双手指腹揉搓头发、按摩头皮，力量适中，由四周发际向头顶部揉搓，观察并询问老年人有无不适，如图 1-29 所示。

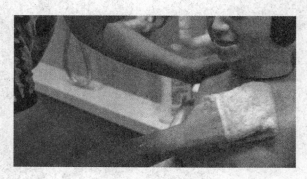

图 1-27　涂擦浴液

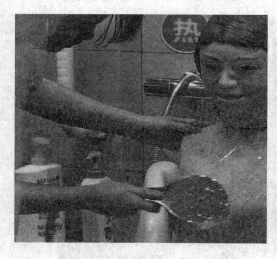

图 1-28　冲净沐浴液

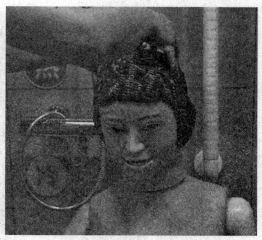

图 1-29　揉搓头发

3）一手持淋浴喷头，另一手遮挡耳廓揉搓头发至洗发液全部冲净。

（4）洗脸。取少量沐浴液为老年人清洁面部，打开淋浴开关，以手接水洗净面部沐浴液，如图 1-30 所示。

（5）清洗会阴部及臀部。再次在小方毛巾上倒上适量沐浴液，一手搀扶老年人站立，另一手擦洗会阴部及臀部，随后冲净会阴部及臀部。协助老年人坐下，再次从颈部向下冲洗全身，关闭淋浴开关。

步骤 6　擦干更衣

（1）用浴巾包裹老年人身体，用毛巾迅速擦干老年人面部及头发。用浴巾擦干老年人身体，如图 1-31 所示。

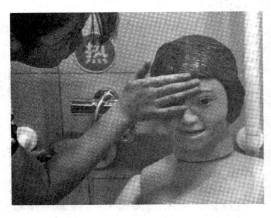

图 1-30　洗脸

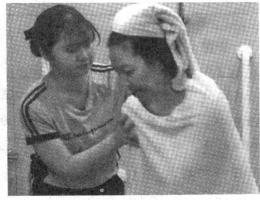

图 1-31　浴巾包裹

（2）协助老年人穿好清洁衣裤。

（3）搀扶或使用轮椅运送老年人回房间休息。

步骤 7　整理用物

（1）开窗通风。擦干浴室地面。

（2）将用物放回原处。

（3）清洗浴巾、毛巾、小方毛巾及老年人换下的衣裤，悬挂晾干。

注意事项

（1）身体较好的老年人单独淋浴时，浴室不可锁门，可在门外悬挂示意标牌。护理员应经常询问是否需要帮助。

（2）叮嘱老年人穿着防滑拖鞋。

（3）调节水温时，喷头不可朝向老年人身体。

（4）老年人淋浴时间不可过长，水温不可过高，以免发生头晕等不适。

（5）淋浴不宜在老年人空腹时或刚进食后进行。

（6）淋浴过程中，随时询问和观察老年人的反应，如有不适，应迅速结束操作，告知医护人员。

协助老年人盆浴

步骤1 工作准备

（1）室内环境整洁。调节浴室温度为24～26 ℃。关闭门窗，浴盆中放置防滑垫，放水至1/3～1/2满，水温为38～40 ℃，可根据老年人喜好适度调整，如图1-32所示。

（2）洗净双手，更换短袖、短裤、防滑拖鞋，穿着防水围裙。

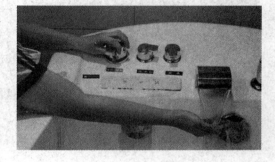

图1-32 调节盆浴水温

（3）准备毛巾、浴巾、小方毛巾、浴液、洗发液、梳子、清洁衣裤、防滑拖鞋、座椅，必要时备吹风机。

步骤2 沟通

（1）评估老年人身体状况是否适宜盆浴。

（2）向老年人说明准备协助其盆浴，使老年人做好身心准备。

（3）询问老年人是否需要排便、排尿，并予以协助。

步骤3 协助进入浴室

（1）备齐用物，分别放置于浴室适宜位置。

（2）协助老年人穿着防滑拖鞋。

（3）搀扶或轮椅运送老年人进入浴室，坐在座椅上。

步骤4 脱衣洗浴

（1）协助老年人脱去衣裤。

（2）搀扶老年人进入浴盆坐稳泡浴，叮嘱老年人双手握住扶手或盆沿。

（3）清洗头发。

1）叮嘱老年人头稍后仰，遮挡耳部，手持淋浴喷头淋湿头发，如图1-33所示。

2）取适量洗发液，双手指腹揉搓头发、按摩头皮，力量适中，由四周发际向头顶部揉搓。观察并询问老年人有无不适。

3）遮挡耳部，手持淋浴喷头将洗发液冲干净。用毛巾擦干并包裹头发。

（4）洗脸。取少量沐浴液为老年人清洁面部及耳后，打开淋浴开关，以手接水洗净面部沐浴液。拧干小方毛巾中的水分，擦干老年人面部及耳后的水渍。

（5）清洗身体。

1）放尽浴盆中的水，自颈部由上至下冲淋老年人身体。

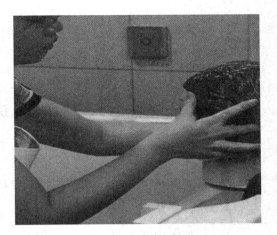

图1-33　盆浴洗发

2）使用小方毛巾包手，倒上适量浴液，涂擦老年人颈部、耳后、胸腹部、双上肢、背部、会阴部、臀部、双下肢，双脚，轻轻揉搓肌肤。

3）观察并询问老年人有无不适。

4）手持淋浴喷头冲净小方毛巾上的沐浴液，边擦拭边冲净老年人肌肤上的沐浴液。关闭淋浴开关。

步骤5　擦干更衣

（1）用毛巾迅速擦干老年人面部及头发。

（2）用浴巾包裹老年人身体，搀扶老年人出浴盆，坐在浴室座椅上。

（3）协助老年人更换清洁衣裤。

（4）搀扶或使用轮椅运送老年人回房间休息。

步骤6　整理用物

（1）开窗通风。擦干浴室地面。

（2）将用物放回原处。

（3）清洗浴巾、毛巾及老年人换下的衣裤，悬挂晾干。

（4）刷洗浴盆。

注意事项

（1）浴盆内应放置防滑垫，以防老年人身体下滑。

（2）老年人盆浴时间不可过长，水温不可过高，水量不可过多，以免引起不适。

（3）协助老年人盆浴时，应随时询问和观察老年人的反应，如有不适，应迅速结束操作，告知专业医护人员。

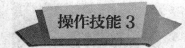

操作技能3

为老年人进行床上擦浴

步骤1　工作准备

（1）室内环境整洁。调节室温为24~26℃。关闭门窗。

（2）衣着整齐，洗净双手。

（3）准备小方毛巾、浴巾、浴液、护理垫、清洁衣裤、污水桶、橡胶手套、2个盛装40~45℃温水（擦浴时的水温38~40℃）的暖瓶、脸盆3个（用于清理身体、臀部、脚部）、毛巾3条（用于擦拭身体、臀部、脚部）。

步骤2　沟通

（1）评估老年人身体状况是否适宜擦浴。

（2）向老年人说明准备为其擦浴，使老年人做好身心准备。

（3）询问老年人是否需要排便、排尿，并予以帮助。

步骤3　擦浴方式

（1）备齐用物携至老年人床旁。

（2）协助老年人脱去衣裤，盖好被子。

（3）脸盆内倒入温水，浸湿小方毛巾。

（4）将小方毛巾拧干，涂上沐浴液擦拭老年人身体；投洗小方毛巾，擦净沐浴液，投洗小方毛巾时，应及时用浴巾遮盖老年人身体暴露部位；最后用浴巾擦干皮肤。按照擦浴顺序逐一进行。

（5）擦拭过程中随时添加热水或更换污水。

（6）擦拭的同时观察老年人有无不适。

步骤4　擦浴顺序及方法

（1）擦洗面部。将浴巾覆盖在枕巾及胸前被子上。擦拭顺序为眼、额、鼻、鼻翼两侧至唇周、面颊、颈、耳及耳后，如图1-34所示。

1）眼。将小方毛巾拧干，横向对折，再纵向对折。用小方毛巾的四个角分别擦拭双眼的内眼角和外眼角，如图1-35所示。

2）额。由额中间分别向左，再向右擦洗。

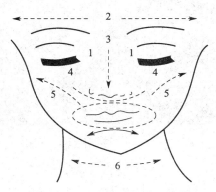

图1-34　面部擦拭顺序示意图

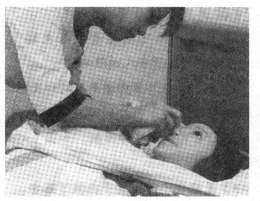

图1-35　擦拭眼角

3）鼻。由鼻根擦向鼻尖。

4）翼两侧至唇周。由鼻翼一侧向下至鼻唇部横向擦，沿一侧唇角向下，再横向擦拭下颌。

5）面颊。由唇角向鬓角方向擦拭，用同样方擦拭另一侧。

6）颈。由中间分别向左，再向右擦洗。

7）耳及耳后。由上向下擦拭耳及耳后。

（2）擦拭手臂。

1）暴露老年人近侧手臂，将浴巾半铺半盖于手臂。

2）打开浴巾，由前臂向上臂擦拭，用同样手法擦拭另一侧手臂，如图1-36所示。

（3）擦拭胸部。

1）将老年人盖被向下折叠，暴露其胸部，用浴巾遮盖胸部。

2）打开浴巾上部，环形擦拭老年人胸部。注意擦净皮肤皱褶处，如腋窝、女性乳房下垂部位，如图1-37所示。

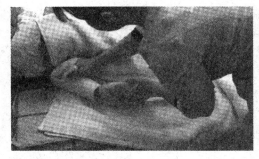

图1-36　擦拭手臂

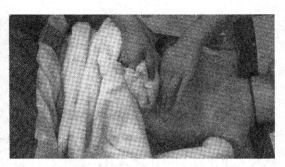

图1-37　擦拭胸部

（4）擦拭腹部。

1）将盖被向下折至老年人大腿上部，用浴巾遮盖老年人胸腹部。

2）掀开浴巾下角向老年人胸部反折，暴露老年人腹部，顺时针螺旋形擦拭腹部，由上向下擦拭腹部两侧，如图1-38所示。

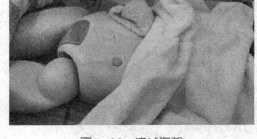

图1-38　擦拭腹部

3）盖好被子，从被子内撤下浴巾。

（5）擦拭背臀部。

1）协助老年人侧卧，面部朝向护理员。

2）将被子向上折起暴露老年人背部和臀部。将浴巾一侧边缘铺于老年人背臀下，向上反折遮盖背部和臀部。

3）打开浴巾，由老年人腰部沿脊柱向上擦至肩颈部，再螺旋向下擦洗背部一侧。用同样的方法擦洗另一侧，如图1-39所示。

4）打开浴巾，分别环形擦洗臀部两侧。

5）撤去浴巾，协助老年人取平卧位，盖好被子。

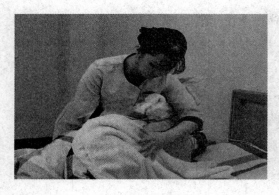

a）　　　　　　　　　　　　　b）

图1-39　擦拭背臀部

a）打开浴巾　b）擦拭背部

（6）擦拭下肢。

1）暴露一侧下肢，浴巾半铺半盖。

2）打开浴巾，一手固定老年人下肢踝部呈屈膝状，另一手由小腿向大腿方向擦拭。用同样的方法擦洗另一侧下肢，如图1-40所示。

（7）擦拭会阴部。

1）使用专用水盆，盛装温水 1/3 盆。

2）协助老年人侧卧，臀下垫护理垫后呈平卧位。暴露近侧下肢及会阴部，展开浴巾盖在近侧下肢上。

3）戴好橡胶手套，将专用毛巾浸湿后拧干进行擦拭。随时投洗毛巾，直至局部清洁无异味。

老年女性擦洗顺序：由阴阜向下至尿道口、阴道口、肛门，边擦洗边转动毛巾，洗净毛巾后分别擦洗两侧腹股沟，如图 1-41 所示。

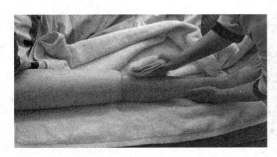

图 1-40　擦拭下肢

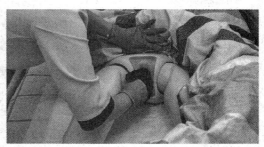

图 1-41　擦拭会阴部（女性）

老年男性擦洗顺序：尿道外口、阴茎、阴囊、腹股沟、肛门。边擦洗边转动毛巾，洗净毛巾后分别擦洗两侧腹股沟部位。

4）盖好被子，撤下浴巾，撤去护理垫。

（8）洗脚。

1）更换脚盆，盛装半盆温水。

2）将老年人被尾向一侧打开，暴露双脚。

3）将浴巾卷起垫在老年人膝下支撑，将水盆放在足下铺好的护理垫上。

4）将老年人一只脚浸没在水中搓洗。

5）抬起老年人的一只脚，涂擦沐浴液，并揉搓脚掌、脚背、足跟、趾缝、脚踝。

6）将老年人的脚再次浸没在水中，洗净沐浴液。

7）使用脚巾擦干脚部，放入被子内（见图 1-42）。用同样的方法清洗另一

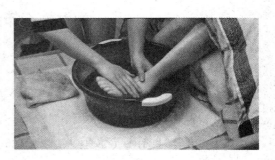

图 1-42　洗脚

只脚。

8）撤去水盆、护理垫和膝下浴巾，盖好被子。

9）协助老年人更换清洁衣裤。盖好被子。

步骤5　整理用物

（1）开窗通风。

（2）倾倒污水桶。刷洗水盆、污水桶。将用物放回原处。

（3）清洗浴巾、毛巾、污衣裤。

（4）洗净双手。

注意事项

（1）多人同住一室时，应隔帘遮挡。

（2）擦浴过程中，动作要轻柔，要及时遮盖老年人暴露部位，以防着凉。

（3）随时添加温水，调整水温，并更换污水。

（4）擦洗过程中，观察老年人反应，如出现寒颤、面色苍白等情况，要立即停止擦浴并报告。

四、会阴部冲洗的作用

1. 会阴部冲洗的目的是保持会阴部清洁、促进舒适、减轻异味，预防感染，促进局部伤口愈合。

2. 会阴部冲洗适用于长期卧床、臀部及周围发生尿布疹、湿疹的老年人。

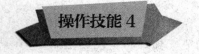

操作技能4

为女性老年人冲洗会阴部

步骤1　工作准备

（1）室内环境整洁，温湿度适宜。

（2）衣着整洁，洗净双手。

（3）准备冲洗壶（盛温水，水温为 38～42 ℃）、专用毛巾、橡胶手套、护理垫、浴巾、便盆。

步骤 2 沟通

（1）携用物进入房间。

（2）向老年人说明准备为其冲洗会阴部，使老年人做好身心准备。

步骤 3 摆放体位

（1）掀开老年人被子下端并折向远侧，暴露近侧下肢及会阴部。

（2）协助老年人呈仰卧屈膝位，在臀下放置便盆。用浴巾遮盖其近侧下肢。

步骤 4 冲洗会阴部

（1）戴好橡胶手套。

（2）一手持冲洗壶，另一手拿毛巾，边冲边擦洗会阴部，从由阴阜向下至尿道口、阴道口、肛门，擦洗大腿两侧腹股沟，如图 1-43 所示。

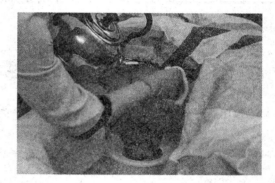

（3）撤去便盆，拧干毛巾，擦干会阴部，并检查会阴部皮肤情况。

（4）更换护理垫。

（5）摘下橡胶手套，盖好被子，撤下浴巾。

图 1-43 会阴部冲洗

步骤 5 整理用物

（1）整理床单位。

（2）倾倒便盆，刷洗晾干。

（3）将用物放回原处。

（4）洗净毛巾，悬挂晾干。

注意事项

（1）多人同住一室时，应隔帘遮挡。

（2）冲洗时应缓慢倒水，避免打湿被褥。

（3）冲洗时水温不可过热，并注意观察老年人反应。

（4）有留置导尿管者禁止冲洗，可进行局部擦拭。

2 培训课程

穿脱衣物

学习单元 1　协助老年人穿脱衣服、鞋袜

学习目标

了解老年人服装的特点

熟悉老年人适宜穿着的鞋袜

能为老年人穿脱衣服、鞋袜

一、穿脱衣物概述

老年人着装不仅要美观、保暖，而且要舒适、健康。部分老年人年高体弱，自理程度下降，穿脱衣裤需要协助，护理员掌握穿脱不同类型衣物的方法，可更好地为老年人服务，避免老年人受凉，同时减轻照护工作强度。

二、老年人服装特点

老年人的服装不仅需要感觉舒适，而且应对健康长寿有益。棉质服装是最佳选择。老年人服装应具有实用、舒适、整洁、美观的特点。

1. 实用

衣物有保暖防寒的作用。老年人对外界环境的适应能力较差，冬季畏寒，夏季怕风。因此，老年人应选择冬季保暖，夏季消暑、春秋防风的服装，如图1-44所示。

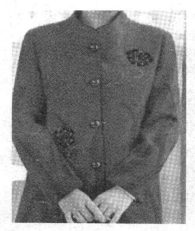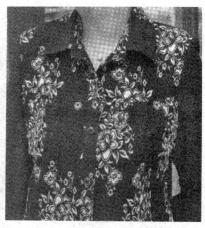

图 1-44　老年人服装

2. 舒适

老年人服装应力求宽松舒适、柔软轻便、利于活动。在面料选择上纯棉制品四季适宜。夏季适宜选择凉爽透气的棉质、真丝、棉麻类服装。

3. 整洁

衣着整洁不仅使老年人显得神采奕奕，也有利于身体健康。老年人内衣及夏季衣服应常洗常换，保持整洁。

4. 美观

根据老年人文化素养、选择符合老年人自身气质的服装，宜款式简洁、剪裁美观、穿着方便。

操作技能 1

为老年人更换开襟衣服

步骤 1　工作准备

（1）室内环境整洁，温湿度适宜。

（2）衣着整洁，洗净双手。

（3）准备清洁的开襟衣服。

步骤 2　沟通

（1）携用物进入房间。

（2）向老年人说明准备为其更换开襟衣服，使老年人做好身心准备。

步骤3 更换开襟衣服

（1）协助老年人呈坐位或摇起床头，使老年人呈半坐位。

（2）为老年人解开衣扣，衣领向下拉，露出两肩。脱去一侧衣袖，将衣服从背后绕到另一侧，褪下衣袖，如图1-45所示。

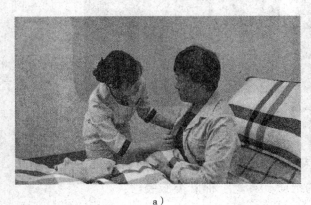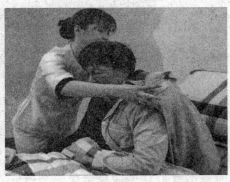

a）   b）

图1-45 脱开襟衣服

a）脱一侧衣袖　b）脱下衣服

（3）展开清洁的开襟衣服，辨别衣身、衣袖。

（4）从一侧袖口端套入手臂，握住老年人手部套入衣袖，提拉至肩部。叮嘱老年人身体稍前倾，捏住衣领将衣身从背后展开，将另一侧手臂向斜下方或斜上方伸入衣袖。偏瘫老年人脱衣时，先脱健侧，再脱患侧；穿衣时，先穿患侧，再穿健侧，如图1-46所示。

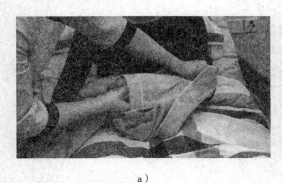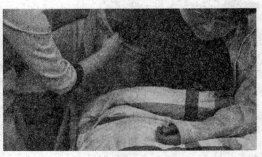

a）   b）

图1-46 穿开襟衣服

a）穿患侧衣袖　b）穿健侧衣袖

步骤 4　整理衣服

拉平老年人上衣的衣身，整理衣领，如图 1-47 所示。

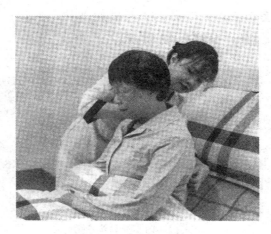

图 1-47　整理开襟衣服

注意事项

（1）每一步操作需要老年人配合时，应及时进行语言沟通。

（2）辨别好衣身、衣袖，避免协助老年人穿着时，套错衣袖。

（3）操作应轻柔、快捷，避免老年人受凉。

操作技能 2

为老年人更换套头衣服

步骤 1　工作准备

（1）室内环境整洁，温湿度适宜。

（2）衣着整洁，洗净双手。

（3）准备清洁的套头上衣。

步骤 2　沟通

（1）携用物进入房间。

（2）向老年人说明准备为其更换套头衣服，使老年人做好身心准备。

步骤3 脱下套头衣服

（1）协助老年人取坐位或半坐位。

（2）将老年人套头上衣的下端向上拉至胸部，一手扶住老年人肩部，另一手从背后向前脱下衣身部分，如图1-48所示。

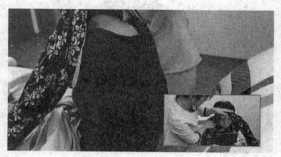

图1-48 脱套头衣服

（3）拉住近侧衣袖袖口，脱下衣袖，用同样的方法脱下另一侧衣袖。

步骤4 穿上套头衣服

（1）辨别套头衣服前后面。

（2）一只手从袖口处伸入至衣身开口处，握住老年人手腕，将衣袖套入老年人手臂，用同样的方法穿好另一侧衣袖，如图1-49a所示。

（3）双手握住衣身前后片下沿至领口开口处，套过老年人头部，如图1-49b所示。

（4）将衣身向下拉至平整。

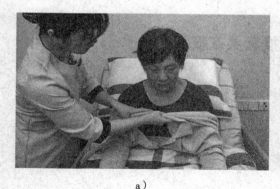 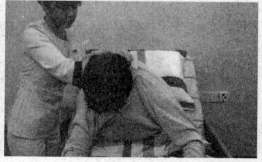

a）   b）

图1-49 穿套头衣服

a）穿双臂衣袖 b）衣领套头

注意事项

（1）协助老年人取坐位及更换套头衫时注意安全。

（2）先辨别套头衫前后面，再协助老年人进行穿着，以免穿反。

（3）操作应轻柔、快捷，避免老年人受凉。

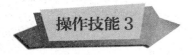

为老年人穿脱裤子

步骤 1　工作准备

（1）室内环境整洁，温湿度适宜。

（2）衣着整洁，洗净双手。

（3）准备清洁的裤子。

步骤 2　沟通

（1）携用物进入房间。

（2）向老年人说明准备为其更换裤子，使老年人做好身心准备。

步骤 3　脱裤子

（1）为老年人松开裤带、裤扣。协助老年人身体左倾，将裤子右侧部分向下拉至臀下；再协助老年人身体右倾，将裤子左侧部分向下拉至臀下。

（2）叮嘱能够配合的老年人屈膝，两手分别拉住老年人两侧裤腰向下褪至膝部以下，分别抬起左右下肢，逐一褪出裤腿，如图 1-50 所示。

步骤 4　穿裤子

（1）取清洁的裤子并辨别正反面。

（2）一手从裤管口套入至裤腰开口处，轻握老年人脚踝，另一手将裤管向老年人大腿方向提拉。用同样的方法穿上另一条裤管。

（3）叮嘱老年人屈膝，两手分别拉住两侧裤腰部分向上提拉至老年人臀部，如图 1-51 所示。

（4）协助老年人身体左倾，将右侧裤腰部分向上拉至腰部，再协助老年人身体右倾，将裤子左侧部分向上拉至腰部。系好裤带、裤扣。

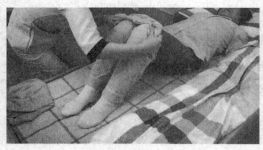
图1-50　脱下裤子

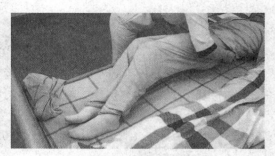
图1-51　更换裤子

注意事项

（1）穿脱裤子不可硬拽，以免损伤老年人皮肤。

（2）穿裤子时，护理员首先应辨别裤子正反面，以免穿反。

（3）操作应轻柔、快捷，避免老年人受凉。

三、老年人适宜穿着的鞋袜

1. 老年人适宜穿着的袜子

老年人应选择袜口宽松的棉质袜子（见图1-52）。袜口过紧会导致足部血液回流不畅，出现足部肿胀不适。袜子应每日清洗，有利于足部健康。

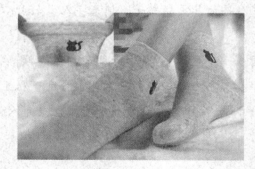
图1-52　袜口宽松棉质袜子

2. 老年人适宜穿着的鞋

老年人应穿着大小合适，且具有减震、排汗、轻巧、舒适的鞋。

（1）日常行走适宜选择鞋跟垫高1～2厘米的布底鞋，如图1-53所示。

（2）运动时最好选择鞋底硬度适中、鞋内宽松的运动鞋，如图1-54所示。

（3）居室内行走应选择长度和高度刚刚能将足部塞满整个鞋面的拖鞋，后跟以2～3厘米为宜，如图1-55所示。

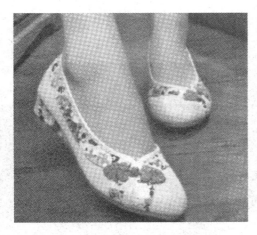

图 1-53　老年布鞋

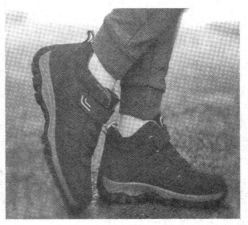

图 1-54　老年运动鞋

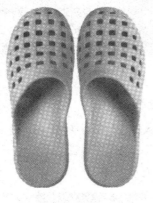

a）

b）

图 1-55　老年人拖鞋

a）凉拖鞋　b）棉拖鞋

操作技能 4

为老年人穿脱鞋袜

步骤 1　工作准备

（1）室内环境整洁，温湿度适宜。

（2）衣着整洁，洗净双手。

（3）准备舒适的鞋袜。

步骤 2　沟通

（1）携用物进入房间。

（2）向老年人说明准备为其更换袜子，使老年人做好身心准备。

步骤 3　脱鞋袜

（1）为老年人解开鞋带，握住鞋的足跟部分脱下鞋子，如图1-56所示。用同样的方法脱下另一只鞋子。

（2）两手分别拉住脚踝两侧袜口向下脱下袜子，如图1-57所示。

（3）检查老年人脚部有无破损及脚部疾患。

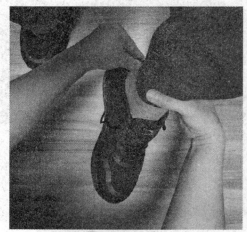

图1-56　脱鞋

步骤 4　穿鞋袜

（1）取清洁袜子并辨别正反面及袜子的足跟位置。

（2）双手分别捏住袜子开口至袜头处，套入脚趾，向脚踝方向提拉。袜子应穿着平整，与脚部完全贴合，如图1-58所示。

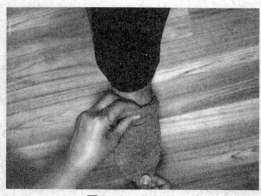

图1-57　脱袜子

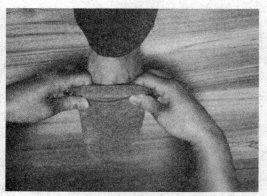

图1-58　穿袜子

（3）检查鞋子内部是否平整，无异物。

（4）一手握住鞋跟部分，另一手托起老年人足跟，将脚趾部分套入鞋内，直至脚掌、脚跟与鞋底内面贴合，如图1-59所示。

（5）系好鞋带。

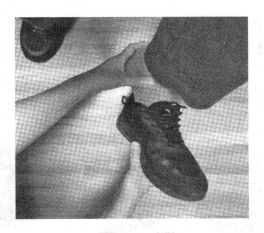

图 1-59　穿鞋

注意事项

（1）脱袜子后应检查老年人脚部皮肤情况。

（2）穿鞋前应检查鞋内是否平整，有无异物。

学习单元 2　协助老年人穿脱简易矫形器

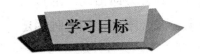

了解矫形器

熟悉矫形器作用

能为老年人穿脱简易矫形器

一、矫形器概念

矫形器是以金属、塑料或弹力材料制成的装置，以补偿神经肌肉功能缺陷所致的肢体不稳定，或通过施加额外的力以纠正躯体畸形，适用于人体四肢、躯干等部位。常见矫形器有躯干矫形器、上肢矫形器、下肢矫形器等。

当老年人患有腰椎间盘突出症时，在急性期可使用腰围固定带（见图 1-60a），起到稳定和支持腰部的作用。中风常发生在老年期，预后不良常会导致偏瘫，典型体征为一侧足下垂及手指屈曲，可以穿戴足踝矫形器（见图1-60b）给予纠正，提高老年人的站立和行走功能。佩戴手指矫形器（见图1-60c），纠正患手屈曲状态。

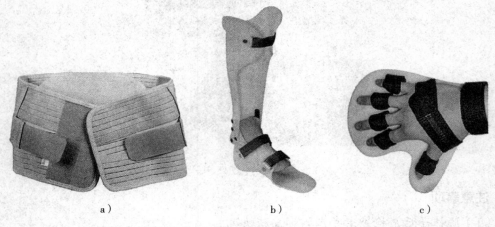

图1-60　矫形器
a）腰围固定带　b）足踝矫形器　c）手指矫形器

二、矫形器的作用

矫形器的使用需要临床医师、物理治疗师及矫形器师的共同配合，对使用者给予指导。矫形器的作用包括以下几方面。

1. 限制肢体运动，保持关节稳定

通过限制异常运动，如固定性足踝矫形器可限制足踝的各方向活动。通过对肢体的固定，促进骨折的愈合或利于软组织损伤的消炎、减轻疼痛，如各种固定性矫形器。

2. 矫正畸形，防止畸形的进展

柔软性畸形可以利用矫形器矫治，如脊柱侧凸矫形器。对僵硬性畸形者，可利用矫形器限制畸形的进一步发展，如足外翻矫形器。

3. 牵引作用，缓解症状

通过对脊柱的牵引，缓解神经压迫症状，减轻疼痛，如颈椎矫形器、腰椎牵引带。

4. 免荷作用，减轻疼痛

免荷式矫形器是为减轻下肢承载的负荷而使用的矫形器。常用的免荷式矫形器有髌韧带承重矫形器和坐骨承重矫形器，避免了伤残部位的承重。

5. 功能代偿，辅助肢体运动

能够辅助肢体关节运动的功能性矫形器，如利用弹簧或橡皮筋的弹力来代偿

麻痹肌肉功能的指伸展辅助矫形器等。

6. 保护作用，预防组织损伤

通过对关节周围软组织的加强固定和对关节活动的适当限制，增强关节的稳定，防止关节、肌肉及韧带的损伤，如护肩、护肘、护膝等各种软性护带及软性围腰等。

护理员可以在临床医师、物理治疗师等的指导下，协助并看护老年人穿戴易于掌握、操作简单的部分矫形器，帮助老年人促进功能恢复，提高自理能力。

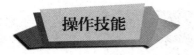

操作技能

为老年人穿脱弹力足踝矫形器

步骤 1　工作准备

（1）室内环境整洁，无异味。温湿度适宜。

（2）衣着整洁，洗净双手。

（3）检查弹力足踝矫形器清洁完好。

步骤 2　沟通

（1）持弹力足踝矫形器来到老年人身旁。

（2）向老年人说明准备指导并协助其穿脱矫形器，使老年人做好身心准备。

步骤 3　穿矫形器

（1）老年人呈坐位，护理员位于老年人患侧。

（2）将矫形器垂放在患侧脚旁，指导老年人将患侧足跟紧贴矫形器足跟处踩稳。粘贴矫形器小腿部魔术搭扣。将小腿外侧绑带穿过内侧卡环反折粘贴加强固定，询问老年人松紧是否适宜。

（3）将小腿内侧弹力绷带自足背外侧向下绕足一周，包绕矫形器足底，从足内侧向小腿外侧牵拉，调整松紧度，穿过卡环反折粘贴固定，如图 1-61 所示。

（4）让老年人患足平踏地面，与小腿垂直，牵拉弹力绷带，感受力度适中。

（5）协助老年人放下裤腿，穿鞋，进行日常活动及康复训练。

步骤 4　脱矫形器

（1）老年人取坐位，护理员位于老年人患侧，并协助老年人挽起裤腿。

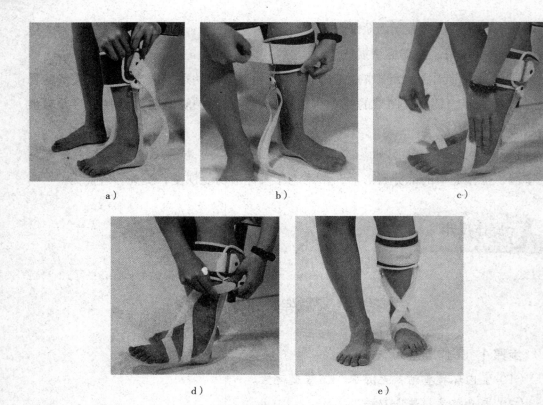

图 1–61　穿矫形器

a）粘贴魔术搭扣　b）加强固定　c）环绕弹力绷带　d）调整松紧度并固定　e）穿戴完毕并检查

（2）指导并协助老年人依次松开弹力绷带搭扣、小腿部固定带及魔术搭扣，褪下矫形器。

（3）检查老年人小腿至足部皮肤情况，并询问老年人感受。

（4）协助老年人放下裤腿，休息。

步骤 5　整理用物

（1）检查弹力足踝矫形器完好、洁净。

（2）放回固定位置备用。

注意事项

（1）应根据医师指导协助老年人穿脱。

（2）穿脱前后均应检查矫形器是否完好。

（3）使用矫形器时应注意其松紧适度，避免过松造成滑脱或过紧影响下肢血液循环。

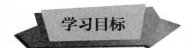

培训课程　③

饮食照护

学习单元 1　为老年人摆放进食体位

学习目标

了解老年人进食体位的概念

熟悉老年人进食体位摆放的目的

熟悉老年人进食体位的种类

能为老年人摆放进食体位

一、老年人饮食照护概述

老年人身体器官机能减退，咀嚼、消化能力降低，食物中的营养物质吸收利用能力下降，易影响老年人身体健康。

饮食照料除保证食物的色香味符合老年人的口味外，同时还应注意在进食进水时，协助老年人保持适宜体位，方便老年人进食、进水。

进食进水过程中加强照护、巡视，观察，避免噎食、误吸等意外的发生，做好老年人进食进水评估，发现异常情况能够及时报告。给予老年人全面周到的饮食照护。

二、老年人的进食体位概念及摆放的目的

老年人进食体位是指根据老年人自理程度及病情，采取适宜的进食姿势。为老年人摆放适宜的进食体位，其目的是利于进食，利于增进老年人的食欲，增加

进食量，增加老年人营养的摄入，提高机体抵抗力。同时可以避免不良体位引发呛咳、误吸、噎食、窒息等意外。

三、老年人进食体位种类

1. 坐位

坐位适用于基本自理、体弱、下肢功能障碍，但不需要辅助设备可保持独立坐姿者，包括轮椅坐位及床上坐位。

2. 半卧位

半卧位适用于病情危重、需要人员及设备辅助使上身抬起者。半卧位应抬高床头 30～45 度，进餐时，老年人头偏向一侧。

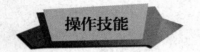

操作技能

为老年人摆放进食体位

步骤1　工作准备

（1）室内环境整洁，无异味。温湿度适宜。

（2）衣着整洁，洗净双手。

（3）准备轮椅、软枕、毛巾。

步骤2　沟通

（1）携用物进入房间。

（2）向老年人说明准备进食，使老年人获得身心准备。

（3）询问老年人进食前是否需要排便，根据需要协助。

（4）协助老年人洗手。

步骤3　摆放体位

根据老年人自理程度及病情采取适宜的进食体位。

（1）轮椅坐位

1）老年人坐在床沿上。护理员将轮椅推至床旁，轮椅与床边夹角成30～45度，刹车固定，抬起脚踏板。

2）搀扶老年人起身站稳，叮嘱老年人双手扶住护理员肩臂部，移步转身背对轮椅，坐在轮椅中间，后背靠紧椅背。

3）协助老年人系上腰间安全带。放平轮椅脚踏板，协助老年人将双脚放于脚踏板上。

4）推轮椅至餐桌前，固定刹车。轮椅坐位如图 1-62 所示。

5）在老年人颌下及胸前垫好毛巾。叮嘱老年人进餐时身体前倾。

（2）床上坐位

1）电动床、机械摇把床。摇起床头以协助老年人坐起。

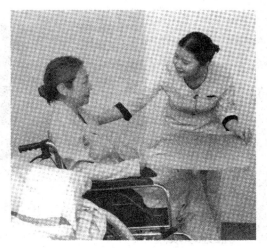

图 1-62　轮椅坐位

2）普通床。协助老年人侧卧，手肘支撑床面坐起，将软枕垫于老年人后背，屈膝外展或盘腿，确保坐位稳定、舒适。

3）面前放置餐桌或餐板。床上坐位如图 1-63 所示。

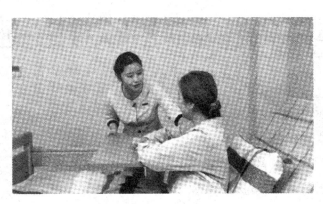

图 1-63　床上坐位

在老年人额下及胸前垫好毛巾。叮嘱老年人进餐时身体前倾。

（3）半卧位（适用于不能保持直立坐位的老年人）

1）电动床、机械摇把床。摇起床头与床的水平面夹角成 30~45 度，老年人上身坐起；摇起床尾，使老年人屈膝，避免身体下滑。

2）普通床。协助老年人坐起，背后垫软枕，使老年人身体与床的水平面夹角成 30~45 度，在老年人膝下垫软枕，使其屈膝，在脚底放置软枕，起到支撑作用。半卧位如图 1-64 所示。

3）在老年人额下及胸前垫好毛巾。

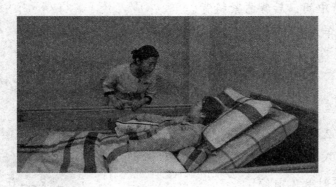

图1-64 半卧位

注意事项

（1）协助老年人摆放体位前应做好评估。

（2）摆放体位时动作应轻柔，确保安全。

学习单元2 协助老年人进食、进水

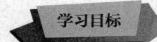

熟悉老年人饮食结构

掌握老年人进食、进水的观察要点

能协助老年人进食、进水

一、老年人饮食结构

食物和水是维持生命的物质基础。食物提供人体所需要的营养，为人体生长发育、组织修复和维持生理功能提供必需的营养素和热能。

老年人消化器官功能减退，对食物的消化和营养的吸收能力下降，从食物中摄入的营养相应减少。老年人膳食种类应多样化，如进食杂粮、豆类、鱼类、蛋类、奶类、海产品类及新鲜果蔬，保持营养素平衡和营养素之间比例适宜，保证老年人饮食结构的科学合理性。

1. 合理控制饮食总热能

全天食物热量供给约为 2 000 千卡。蛋白质、脂肪、碳水化合物比例适当，热量比分别是 10% ~ 15%、20% ~ 25%、60% ~ 70%。

老年人热能供给量可通过观察体重变化来衡量。一般可用下列公式粗略计算。

男性老人体重标准值（千克）=［身高（厘米）–100］× 0.9

女性老人体重标准值（千克）=［身高（厘米）–105］× 0.92

2. 减少含单糖及双糖的食物

单糖和双糖在肠道不需要消化酶，可直接吸收入血液，使血糖迅速升高，而且过多摄入含单糖和双糖类的食物，可使体内甘油三酯合成增强，使血脂升高，应少吃。此类食物包括糕点、面包、饼干、水果罐头、果汁饮料、巧克力等。

3. 控制脂肪摄入量

脂肪是人体器官功能正常运行必不可少的营养素，但应控制摄入量。老年人代谢减慢，如肥肉、动物油及奶油等摄入过多，容易在体内堆积脂肪，导致肥胖、血脂增高、动脉粥样硬化，故应控制其摄入量。

4. 食用优质蛋白质

瘦肉、牛奶、蛋、鱼等食品以及各种大豆制品等都属于优质蛋白，易于吸收。

5. 多食含纤维素食物

膳食纤维可帮助老年人促进代谢，缓解便秘。例如，蔬菜中的白菜、油菜、菠菜、笋类等，水果中的苹果、鸭梨、小枣等，谷物中的麦片、玉米、高粱等都属于含膳食纤维多的食物。

6. 多食含矿物质食物

钙、铁、铜、锌、硒、碘等微量元素是人体骨骼、细胞、血液、神经的合成或运行必不可少的组成物质。例如，铁元素在菠菜、瘦肉、蛋黄、动物肝脏中含量较高；钙、铜、锌在动物肝脏、肾、鱼、虾、蛤蜊中含量较高；硒在小麦、玉米、大白菜、南瓜、大蒜和海产品中含量较丰富；碘在海带、紫菜、海鱼、海盐等中含量丰富。

7. 多食含维生素的食物

维生素主要包括 B 族维生素、维生素 A、维生素 C、维生素 D、维生素 E 及维生素 K 等。新鲜果蔬大都含有维生素，其中，水果有鲜枣、橙子、香蕉、草莓、猕猴桃、石榴等；蔬菜包括所有绿叶蔬菜，如小白菜、油菜、芹菜等。同时，坚果、动物肝脏、蛋黄也蕴含丰富维生素 C、维生素 A、维生素 E 等。

二、老年人进食观察要点

1. 进食时间、频次和量

（1）进食时间。应根据老年人生活习惯进行安排。一般为早餐时间为 6 ~ 7时，午餐时间为 11 ~ 12 时，晚餐时间为 17 ~ 19 时。

（2）进食频次。老年人除了保证一日三餐正常进食外，为了适应其肝糖原储备减少及消化吸收能力降低等特点，可适当在晨起、两餐之间补充一些水果、牛奶、坚果等。

（3）进食量。老年人每天的食量应根据上午、下午、晚上的活动量均衡地分配到一日三餐中。老年人应多吃新鲜瓜果、绿叶蔬菜，每天不少于 300 克。这是维生素和无机盐的主要来源，可维持正常的代谢活动，有利于增强机体的免疫力，提高防病抗病能力。

2. 进食速度

老年人进食速度宜慢，这样有利于食物的消化和吸收，同时可预防在进食过程中发生呛咳或噎食。

3. 进食温度

食物以温热、不烫嘴为宜。食物过热，容易灼伤口腔及食道黏膜；食物过冷，容易伤到脾胃，影响食物的消化、吸收。

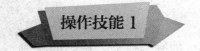

操作技能 1

协助老年人进食

步骤 1　工作准备

（1）室内环境整洁，无异味。温湿度适宜。

（2）衣着整洁，洗净双手。

（3）协助有义齿的老年人戴上义齿。

（4）协助老年人服用餐前口服药。

（5）准备餐具（碗、筷、汤匙）及食物、纸巾、清洁口腔用物。

步骤 2　沟通

（1）核对食物并端入房间。

（2）向老年人说明食物名称，并询问有无特殊需求。

步骤 3　协助老年人进餐

（1）协助自行进餐老年人。

1）指导老年人上身坐直或稍向前倾。

2）叮嘱老年人小口进食，细嚼慢咽，不要边进食边讲话，以免发生呛咳。

（2）协助视力障碍老年人进食。

1）将带有骨头的食物剔骨，鱼类剔除鱼刺。

2）将盛装温热食物的餐碗放在老年人餐桌上。

3）拉住老年人的手分别确认饭、菜、汤的位置，同时告知其食物的种类。

4）将汤匙递到老年人手中。

5）叮嘱老年人要细嚼慢咽，小心进食。

（3）喂饭。

1）用手触及碗壁感受食物温热程度。

2）以汤匙喂饭，每一口食物为汤匙的1/3 为宜，如图 1-65 所示。

3）确认老年人完全咽下，再喂下一口。

4）按照饭、菜、汤交替的方式喂饭，直至进食完毕。

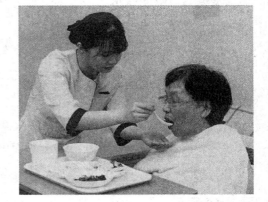

图 1-65　汤匙喂饭

步骤 4　整理

（1）撤下餐具。

（2）叮嘱老年人进食后不能立即平卧，保持进食体位 30 分钟。

（3）协助老年人进食后漱口，并用毛巾擦干口角水痕。

（4）为床上进食老年人撤下餐板或餐桌，整理床单位。

注意事项

（1）进餐前触碰碗壁检查食物温度。

（2）老年人进餐后不宜立即平卧，以防止食物反流。

（3）对于有咀嚼或吞咽困难的老年人，应将食物打碎成糊状。

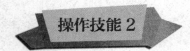

协助老年人进水

步骤 1　工作准备

（1）室内环境整洁，无异味。温湿度适宜。

（2）衣着整洁，洗净双手。

（3）准备水杯或小水壶盛装温开水至水杯的 1/2～2/3（触及杯壁测试温度，温热、不烫手为宜），吸管、汤匙、小毛巾。

步骤 2　沟通

（1）携用物进入房间。

（2）提醒老年人饮水取坐位或半坐位，并询问有无特殊需求。

步骤 3　协助饮水

（1）协助可自行饮水老年人。

1）协助老年人取坐位，叮嘱老年人饮水时身体坐直，小口饮用。

2）将水杯递到老年人手中，确认其拿稳水杯，看护其直接饮水或借助吸管饮水。

3）老年人出现呛咳时，应稍事休息再饮用。

（2）用吸管喂水。

1）协助老年人取半坐位，护理员手持水杯，将吸管上端放入老年人口中，如图 1-66 所示。

2）叮嘱老年人吸水时不要用力过猛。

3）确保吸管末端在杯中水面以下。

（3）用汤匙喂水。

1）手持汤匙，舀水为汤匙的 1/2～2/3，如图 1-67 所示。

2）靠近老年人口唇，紧贴唇沿，缓慢抬手，让老年人嘟嘴吸吮。

3）确认老年人下咽后，再喂下一汤匙。

步骤 4　整理用物

（1）将水杯或小水壶放回原处。

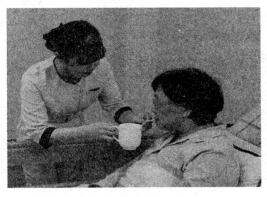

图 1-66　用吸管喂水

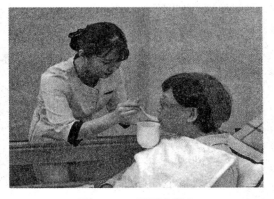

图 1-67　用汤匙喂水

（2）用小毛巾擦干老年人口角水痕。

（3）叮嘱老年人保持体位30分钟后再躺下休息，为卧床老年人整理床单位。

（4）根据老年人病情需要，记录饮水量。

注意事项

（1）开水晾温再递交到老年人手中或进行喂水，防止发生烫伤。

（2）老年人饮水后不可立即平卧，防止返流发生呛咳或误吸。

（3）对不能自理的老年人应每日分次、定时喂水。

学习单元 3　观察、评估、报告老年人进食、进水情况

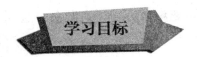
学习目标

了解老年人饮食种类

了解有益老年人健康的饮品种类

熟悉老年人吞咽困难及进食、进水呛咳观察要点

能观察、评估老年人进食、水的种类和量，报告并记录异常变化

一、老年人饮食种类

根据老年人的咀嚼、消化能力及身体状况，将基本饮食分为四类。

1. 普通饮食

普通饮食适用于饮食正常的老年人。老年人可根据自己的喜好，选择可口、容易消化且营养素均衡的食物。

2. 软质饮食

软质饮食适用于消化功能欠佳、牙齿数量较少、低热、疾病恢复期的老年人。食物要以软烂为主，如软米饭、面条，菜肉应切碎煮烂，容易咀嚼、消化。

3. 半流质饮食

半流质饮食适用于身体虚弱、高热及吞咽困难的老年人。食物呈半流质状态，如稀粥、面条、馄饨、蛋羹等。食物应无刺激性，方便进食且营养丰富，易吸收。

4. 流质饮食

流质饮食适用于患有口腔或食道疾患、进食困难或鼻饲的老年人。食物呈流质状态，如奶类、豆浆、米汤、果蔬汁等。此种饮食因所含热量及营养素不足，故不宜长期食用。

二、对老年人有益的饮品

1. 白开水

对中老年人来说，白开水不仅能稀释血液，降低血液黏稠度，促进血液循环，还能减少血栓危险，预防心脑血管疾病。

2. 豆浆

豆浆可强身健体、预防糖尿病（豆浆含有大量纤维素，能有效阻止糖的过量吸收，减少糖分）、高血压（钠是高血压发生和复发的主要根源，豆浆中所含的豆固醇和钾、镁，是有力的抗盐钠物质）。

3. 酸奶

酸奶易消化和吸收，能促进胃液分泌，加强消化功能，降低胆固醇的作用。

4. 红葡萄酒

红葡萄酒含有糖、醇类、有机酸、无机盐、维生素等营养物质，对人体有不同的补益，并有降低血脂、促进消化、养气活血、抗老化、预防老年性痴呆的作用。

5. 鲜榨果蔬汁

老年人适量饮用鲜榨果蔬汁可以助消化、润肠道，补充膳食中不足的部分营养物质。

6. 绿茶

日间饮用绿茶有延缓衰老、抑制心血管疾病、防癌、抗癌及醒脑提神的作用。

三、老年人进食的观察

1. 饮食量的观察

了解老年人日常有无饮食量的变化。当老年人的饮食量有明显增多或减少的变化时，要观察并询问老年人，查找原因。

（1）因疾病引起饮食量增多或减少，经诊治后遵医嘱用药治疗。

（2）因食物外观、口感、色香味或制作工艺影响老年人食欲，导致进食量减少，应在积极改进餐饮制作工艺，保障营养的同时，使之更适合老年人口味。

2. 进食速度观察

老年人进食速度一般较慢。进食过快会影响老年人的消化，也容易在进食中发生呛咳或噎食。当老年人出现较明显的进食速度增快或减慢时，应加强观察并告知医生或家属，及时就诊，检查有无精神或器质性病变。

3. 进食中、进食后表现的观察

老年人进食过程中加强巡视观察，可及时发现有无吞咽困难、呛咳、噎食等情况，迅速做出判断并采取措施。

观察老年人进食后的表现，可以了解老年人有无胃肠道不适，如恶心、呕吐、腹部胀满等症状，以便及时告知医生或家属，采取相应的照料措施。

四、老年人吞咽困难、呛咳定义

吞咽困难是指由于口腔、咽喉、食管和神经肌肉等病变的影响引起老年人吞咽费力，自觉食物在通过食管时有梗阻感。

呛咳是指由于异物（水、食物或刺激性气体等）误入气管而引起的咳嗽。

五、进食、进水观察要点

1. 进食观察要点

（1）老年人进食量是否减少。

（2）老年人进食过程中表现呛咳、下咽费力及食物含在口中，不愿下咽。

（3）进食后老年人出现流涎、食物返流。

2. 老年人进食、进水呛咳观察要点

老年人在进食、进水过程中突然剧烈咳嗽，食物或水喷出。此时食物或水可能误入气道。若伴有呼吸困难、面色苍白或紫绀，则有可能发生误吸。

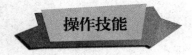

操作技能

老年人进食、进水观察评估记录

步骤 1　工作准备

服装整洁，携带记录单、笔。

步骤 2　沟通

询问了解老年人既往进食、饮水的习惯、种类及量，本次进食、饮水情况。对于听力有障碍的老年人，可采用提示性语言或写字进行交流。

步骤 3　观察并记录本次进食、进水情况

（1）老年人进食、进水体位，需要扶助程度。

（2）老年人进食、进水的种类，进食速度，进食量，以及近期有无明显饮食量、饮食习惯改变等。

（3）进食、进水过程中有无吞咽困难、噎食、误吸、呛咳、呕吐等现象。

步骤 4　记录

记录所观察内容，并标明日期、时间、签全名。每月小结，从中发现问题及时告知医护人员或家属。

注意事项

（1）预先了解老年人饮食习惯、喜好等，便于对比，发现异常情况。

（2）记录应详细、准确，有利于准确判断老年人身体状况。

学习单元 4　噎食、误吸的急救及报告

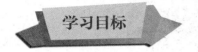

了解噎食、误吸的概念

掌握噎食、误吸的急救方法

能对发生噎食、误吸的老年人采取相应的紧急救助措施

一、噎食、误吸的概念

1. 噎食的概念

噎食是指食物堵塞咽喉部或卡在食道的第一狭窄处，甚至误入气道引起呼吸窒息。

噎食特征：进食时突然不能说话，并出现痛苦表情；用手按住颈部或胸前，并用手指口腔；如为部分气道阻塞，可出现剧烈咳嗽，咳嗽间歇有哮鸣音。

2. 误吸的概念

误吸是指异物（如胃内容物、口水、食物或鼻腔内的分泌物）被吸入气道内。

误吸表现：突然剧烈呛咳、气急，继而出现喉鸣、吸气时呼吸困难、声嘶等，严重者可出现口唇、指甲青紫、面色青白等缺氧症状。误吸严重时会迅速出现严重的炎症反应，甚至会在数分钟内因窒息缺氧而死亡。

二、噎食、误吸的救助方法

1. 拍背法

食物渣屑或刚饮用的液体等异物误入气道，引发误吸呛咳，护理员站立在老年人身体的侧后位，请老年人低头，位于或低于胸部水平位置。护理员一手放置于老年人胸部扶托，另一手用力适度，连续 4 ~ 6 次急促叩击老年人背部，通过振动并利用重力作用使异物排出，如图 1-68 所示。

2. 海姆立克急救法

当老年人发生噎食或异物卡喉时，应立即采用海姆立克急救法。

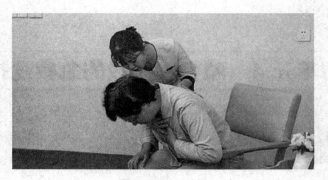

图1-68　拍背法

（1）原理

利用冲击上腹部（脐上部位），增大腹内压力，使膈肌上抬，肺部及气道内压力瞬间加大，利用这股有冲击性、方向性的气流，使阻塞气管的食物（或异物）上移并被驱出。叮嘱老年人低头张嘴，以便食物（或异物）吐出。

（2）操作方法

意识清醒的老年人：可采取立位或坐位，护理员站在老年人背后，双臂环抱老年人，一手握拳，使拇指掌指关节突出点顶住老年人腹部正中线脐上部位，另一手的手掌压在拳头上，如图1-69所示。连续快速向内、向上冲击6~10次，注意不要伤其肋骨。

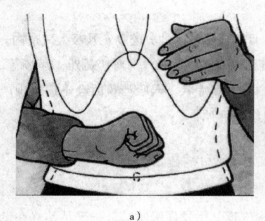
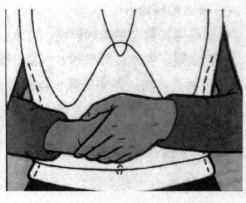

a）　　　　　　　　　　　　　　　　　　　　b）

图1-69　握拳手法

a）拇指掌指关节位置　b）另一手掌压在拳头上

卧床或昏迷倒地的老年人：应采取仰卧位，护理员两腿骑跨在老年人大腿外侧，双手叠放于手掌根，顶住腹部（脐上方），连续快速向内、向上冲击（见图1-70）。食物（或异物）被冲出时，迅速清理口腔。

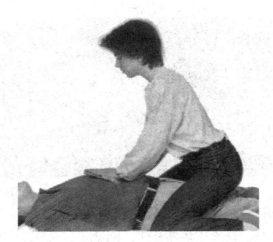

图1-70　卧位冲击法

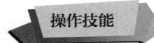

对老年人发生噎食、误吸的急救及报告

情景：张奶奶，70岁，神志清楚，生活能自理。中午进餐时，突然表情痛苦，不能说话，左手按住颈部，并用手指向自己的口腔。护理员小张正在巡视，看见张奶奶的表现立刻做出反应。

步骤1　判断

根据老年人的表现做出判断：正在午餐的老年人，进食时突然表情痛苦，不能说话，左手按住颈部，并用手指向自己的口腔。老年人明显发生噎食，护理员立刻赶到老年人身旁，同时大声呼喊他人帮助。

步骤2　取出口腔中异物

用手迅速抠出老年人口咽中积聚的食团。

步骤3　实施救助

（1）协助张奶奶取立位，站在张奶奶身后。

（2）护理员："奶奶，您低头张嘴。"迅速实施海姆立克急救法。双臂环抱老年人，一手握拳，使拇指掌指关节突出点顶住老年人腹部正中线脐上部位，另一手的手掌压在拳头上，如图1-71所示。连续快速向内、向上冲击，至第6次时，食团喷出。

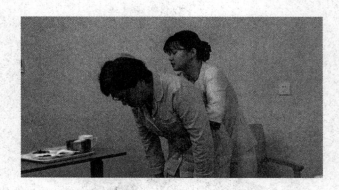

图1-71　海姆立克急救法

（3）护理员："奶奶，快坐下休息一下。别紧张，没事了。进餐的时候小口小口地吃，不要着急。您还有什么不舒服吗？"张奶奶："好好，谢谢你。幸好有你在。"

（4）施救后，观察老年人的情况，必要时及时协助老年人就医。

步骤4　记录

及时记录并报告老年人噎食发生的时间、表现和采取的急救措施，做好交接班。

注意事项

（1）老年人发生噎食、误吸时应就地抢救，分秒必争。

（2）抢救时动作用力适度，以免造成肋骨骨折或内脏损伤。

培训课程 **4**

排泄照护

学习单元 1　协助老年人如厕

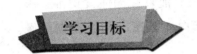

学习目标

了解排泄照护概念

了解老年人胃肠活动及排泄功能

熟悉老年人排泄异常的观察方法

能帮助老年人正常如厕

一、排泄照护概述

排泄是人体的基本生理活动，是机体将新陈代谢的产物和机体不需要或过剩的物质排出体外的生理活动过程。当排尿和排便功能发生障碍时，代谢的废物不能顺利排出体外，在人体内堆积，或不受控制地不自主流出，就会造成身体不适，给老年人带来痛苦及心理负担。

排泄护理涉及老年人的尊严和隐私，同时操作难度较大，对护理员的专业能力、职业素养、耐心和心理承受度都是较大的挑战。

老年人由于本身生理特点和疾病因素，极易发生排尿和排便的功能障碍，如大小便失禁、便秘及尿潴留等，会对老年人的身心健康造成严重影响，因此，做好对老年人的排泄照护尤为重要。

二、影响老年人排便的环境因素

环境是影响排便的重要因素之一，嘈杂、狭小、异味等会让老年人急于离开而使得正常排便受到影响，独立、隐蔽、安静、无异味的舒适环境更易于老年人排便。对于能够行走和坐轮椅的老年人，可采取到卫生间使用坐便器坐位排便，舒适且安全，有利于顺利排便。给卧床的老年人使用便盆进行排便时，应注意使用屏风或轨道拉帘遮挡，创造独立隐私的空间，并注意排便后及时清理，并开窗通风。

三、老年人胃肠功能与排泄的关系

食物进入胃部 5 分钟后，胃便开始蠕动，蠕动波从贲门开始向幽门方向进行，每分钟约 3 次，胃的蠕动一方面可使食物与胃液充分混合，有利于消化，另一方面可以搅拌和粉碎食物，并不断地将食糜推向十二指肠。

在消化过程中，排空的速度与食物成分和形状有关。流食比固体食物排空快，颗粒小的食物比大块食物排空快，糖类排空最快，蛋白质其次，脂类食物最慢。混合食物由胃完全排空一般需 4～6 小时。

消化道和泌尿道是机体主要的排泄途径，即排便和排尿。排泄途径还包括皮肤、呼吸道等。

排便是反射动作，当粪便充满直肠时会刺激肠壁感受器，冲动传入初级排便中枢，同时上传至大脑皮层而产生便意。如环境许可，大脑皮层即发出冲动使排便中枢兴奋增强，产生排便反射，使乙状结肠和直肠收缩，肛门括约肌舒张，同时还须有意识地先深吸气，声门关闭，增加胸腔压力，膈肌下降、腹肌收缩，增加腹内压力，促进粪便排出体外。

排尿是尿液在肾脏生成后经输尿管而暂储于膀胱中，储存到一定量后，一次性通过尿道排出体外的过程。排尿是受中枢神经系统控制的复杂反射活动。

四、老年人排泄异常的观察

1. 排便异常的观察

（1）便秘

便秘指正常的排便形态改变，排便次数减少，每周少于 2 次。排便困难，粪便过干、过硬。触诊腹部较硬实且紧张，有时可触及包块，肛诊可触及粪块。

（2）腹泻

腹泻指粪便稀薄，每日排便在 3 次以上，持续或反复出现。一般由消化系统感染性疾病所致。症状及体征表现为腹痛、肠痉挛、疲乏、恶心、呕吐、肠鸣、有急于排便的需要和难以控制的感觉。粪便松散或呈液体样。

（3）排便失禁

排便失禁是指由各种原因导致肛门括约肌失去控制，粪便不自主地排出。

（4）胃肠胀气

胃肠气胀是由于多种原因引起的，胃肠道不通畅或梗阻，胃肠道的气体不能随胃肠蠕动排出体外，气体聚于胃肠道内。症状及体征表现为腹部膨隆、叩诊呈鼓音、腹胀、痉挛性疼痛、呃逆等。当胃肠胀气压迫膈肌和胸腔时，会出现气急和呼吸困难的情况。

2. 排尿异常的观察

（1）尿失禁

尿失禁是指由于膀胱括约肌损伤或神经功能障碍而丧失排尿自控能力，使尿液不自主地流出。

（2）尿潴留

尿潴留是指膀胱内潴留大量尿液而又不能自主排出。表现为下腹胀满、排尿困难、耻骨上膨隆、扪及囊性包块，叩诊为浊音。

当膀胱尿量达 3 000～4 000 毫升时，下腹部膨隆明显，老年人会自觉胀痛难忍。尿潴留多见于男性老年人，常见原因为前列腺肥大、腹腔肿瘤、直肠或盆腔术后等。应及时发现并给予正确处理。

（3）尿频、尿急、尿痛

通常排尿时出现尿频、尿急、尿痛多为泌尿系统感染。老年人发生泌尿系统感染有时症状不典型，需要护理员加强观察和询问。

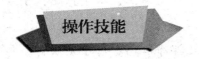
操作技能

帮助老年人正常如厕

步骤 1　工作准备

（1）环境整洁，温湿度适宜，无异味，地面干燥。

（2）服装整洁，洗净并温暖双手。

（3）卫生间有坐便器、扶手设施和卫生纸。

步骤2　沟通

询问老年人是否需要排便，老年人确有需求时，协助老年人如厕。

步骤3　协助如厕

（1）搀扶或用轮椅推行老年人进入卫生间。晚间可采用床旁坐便椅。

（2）协助老年人背向坐便器，叮嘱老年人用手扶住坐便器旁边扶手，如图1-72所示。

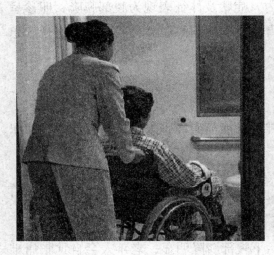 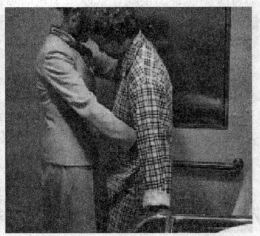

a）　　　　　　　　　　　　　　　　b）

图1-72　协助如厕

a）轮椅推行入厕　b）协助老年人坐在坐便器上

（3）一手搂抱老年人腋下（或腰部），另一手协助老年人（或由老年人自己）脱下裤子。

（4）双手扶托老年人腋下，协助老年人平稳地坐于坐便器上，双手扶稳扶手进行排便。

（5）对于上肢功能良好的老年人，鼓励其便后自己擦净肛门。对于无法自己完成该动作的老年人，嘱咐其扶住扶手，身体稍前倾，由护理员协助用卫生纸擦净肛门。

（6）老年人自己借助卫生间扶手支撑身体（或护理员协助）起身，老年人自己（或护理员协助）穿好裤子。

（7）询问老年人排便是否顺畅，观察老年人的大便情况。

（8）按压坐便器冲水开关冲水。

步骤4　整理

（1）协助老年人洗手。使用轮椅推行或搀扶老年人回房间休息。

（2）卫生间开窗通风或开启排风设备清除异味后关闭。

（3）协助老年人使用坐便椅排便后，倾倒便盆，清洗消毒后晾干备用。

（4）洗净双手，做好记录。

注意事项

（1）老年人的卧室应尽量靠近卫生间，方便老年人如厕。房间至卫生间通道应保持通畅，无杂物。保持卫生间地面整洁、无水渍，以防老年人滑倒。

（2）卫生间应设有坐便器并安装扶手，方便老年人坐下和站起。卫生用品应放在老年人伸手可以拿取的位置。

（3）如果老年人能短距离或在他人搀扶下行走，应尽量鼓励老年人到卫生间如厕。如果老年人能坐稳但行走不便，可选择在床边使用坐便椅排便。

学习单元 2　协助卧床老年人使用便器排便

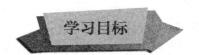
学习目标

了解床上使用的便器种类
熟悉帮助老年人养成规律排便习惯的方法
能协助卧床老年人使用便器排便

一、床上使用的便器种类

卧床老年人使用的便器常见的是便盆及尿壶。常见的便盆材质多为不锈钢、搪瓷和塑料。

不同材质便盆的优缺点不同。塑料材质的便盆轻便且价格低廉，性价比高，易于更换；不锈钢材质的便盆结实耐用，可采用高温消毒方法进行消毒，经久耐用，但自重较重；搪瓷材质的便盆价格适中，但易破损，易损伤皮肤，三种便盆如图 1-73 所示。

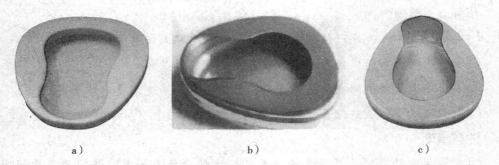

图 1-73　便盆
a）塑料便盆　b）不锈钢便盆　c）搪瓷便盆

尿壶分为男用、女用两类，男性老年人使用尿壶较常见。当老年人体弱多病时，需要护理员协助使用。女用尿壶应用较少，常以便盆代替，男用和女用尿壶如图 1-74 所示。

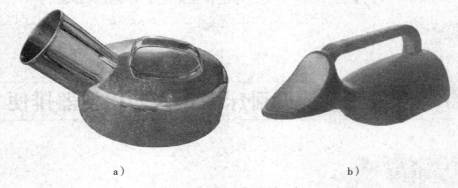

图 1-74　尿壶
a）男用　b）女用

老年人可根据身体及经济情况选择合适的便器。

二、帮助老年人养成规律排便习惯

食物经过一昼夜的消化、吸收，形成粪便储存在乙状结肠，清晨起床后稍事活动易产生排便反射。若晨起床饮用一杯温水，不但有利于清洗肠胃，还可以促进肠道蠕动，从而产生便意，可使排便较为顺畅。

在早餐后，胃肠活动增强，也可引起肠蠕动促进排便。帮助老年人养成晨起规律排便的习惯，有利于老年人健康。

三、去除尿壶污渍及异味的方法

1. 清洗、去垢、消毒

每次尿壶使用完毕，应倒去尿液后应充分冲洗，以减少尿垢沉积。每周应进行彻底去垢、消毒。塑料尿壶应根据使用程度适时更换。

2. 白醋

尿壶冲洗控干，将食醋与清水按照 2∶1 的比例倒入尿壶内，充分晃动后放置 30 分钟以上，通过酸碱中和作用，去除尿壶内的尿碱。使用刷子刷洗尿壶并冲净。

3. 84 消毒液

护理员戴口罩、一次性手套，将尿壶冲洗控干。将 84 消毒液原液适量倒入尿壶内，充分摇匀，使尿壶内壁充分接触 84 消毒液，放入密闭容器内静置 30 分钟以上。后在尿壶内加入清水，使用刷子刷洗并冲净，直至无异味。适用于塑料材质尿壶，金属材质的尿壶易被腐蚀。

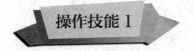

操作技能 1

协助卧床老年人使用便盆

步骤 1　工作准备

（1）环境安静整洁，温湿度适宜，根据季节关闭门窗。

（2）服装整洁，洗净并温暖双手，必要时戴口罩。

（3）准备便盆、一次性护理垫、卫生纸，必要时备温水、水盆、毛巾。

步骤 2　沟通

（1）携用物至老年人房间。

（2）询问老年人是否有便意，提醒老年人定时排便。

步骤 3　放置便盆

根据老年人的活动能力及病情采取适宜放置方式。

（1）仰卧位放置便盆法

1）协助老年人取仰卧位，掀开下身盖被折向远侧，协助其褪下裤子至膝部。

2）叮嘱老年人屈膝抬臀，同时一手托起老年人臀部，另一手将一次性护理垫垫及便盆放于老年人臀下（便盆窄口朝向足部），如图1-75所示。

3）询问老年人便盆放置是否合适。在会阴部上部覆盖一次性的护理垫，并为老年人盖好盖被。

（2）侧卧位放置便盆法

1）协助老年人将裤子褪至膝部，双手分别扶住老年人远侧的肩部及髋部，使老年人面向护理员翻身侧卧。

2）掀开臀部盖被折向近侧，暴露臀部。

3）将一次性护理垫垫于老年人臀下。

4）再将便盆紧贴老年人臀部竖扣（便盆窄口朝向足部）并扶稳，将老年人及便盆同时恢复呈平卧位，如图1-76所示。

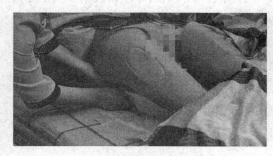 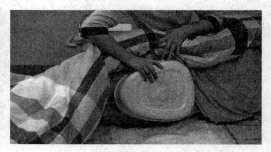

图1-75　仰卧位放置便盆　　　　　图1-76　侧卧位放置便盆

5）询问老年人便盆放置是否合适。在会阴部上部覆盖一次性护理垫。为老年人盖好盖被。

步骤4　撤去便盆

（1）老年人排便后，护理员一手扶稳便盆一侧，另一手协助老年人侧卧，取出便盆放于地上。

（2）取卫生纸为老年人擦净肛门，从会阴部向肛门的方向擦拭。

（3）必要时用温热湿毛巾擦洗会阴部及肛门。

（4）撤去一次性护理垫。

步骤5　整理

（1）协助老年人穿好裤子，取舒适的卧位，整理床单位。

（2）观察粪便，如有异常做好记录，及时向医护人员汇报。

（3）倾倒并冲洗、消毒便盆，晾干备用。

（4）洗净双手，开窗通风。

注意事项

（1）使用便盆前检查便盆是否洁净完好。

（2）协助老年人排便，避免长时间暴露老年人身体，导致受凉。

（3）放置便盆时不可硬塞，以免损伤老年人皮肤。

（4）冬季便器较凉时，可将温水倒入便器，温暖便器后，倒出余水，再给老年人使用。

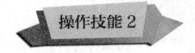

操作技能 2

协助卧床老年人使用尿壶

步骤 1　工作准备

（1）环境安静整洁，温湿度适宜。根据季节关闭门窗。

（2）服装整洁，洗净并温暖双手。

（3）准备清洁的便壶（男用、女用）、一次性护理垫、卫生纸，必要时备温水、水盆、毛巾。

步骤 2　沟通

（1）携用物至老年人房间。

（2）询问老年人是否有尿意，告知老年人准备使用尿壶协助其排尿。

步骤 3　放置尿壶

（1）协助女性老人放置尿壶

1）协助老年人取仰卧位。

2）掀开下身盖被折向远侧，褪下裤子至膝部。

3）叮嘱老年人屈膝抬高臀部，一手托起老年人的臀部，另一手将一次性护理垫垫于老年人臀下。

4）叮嘱老年人屈膝，双腿呈八字分开，护理员手持尿壶，将开口边缘贴紧阴部固定，盖好盖被，如图 1-77 所示。

（2）协助男性老人放置尿壶

1）方法一：老年人呈仰卧位，护理员掀开下身盖被折向远侧，解开裤扣，暴露阴茎。将阴茎对准尿壶接尿口，手握尿壶把手固定，接取尿液。

2）方法二：老年人呈侧卧位，护理员掀开下身盖被折向远侧，解开裤扣，暴露阴茎。叮嘱老年人双膝并拢，将阴茎对准尿壶接尿口，手握尿壶把手固定，接取尿液，如图1-78所示。

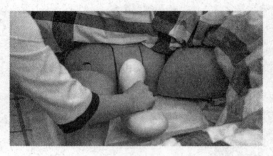

图1-77 协助女性老年人使用尿壶

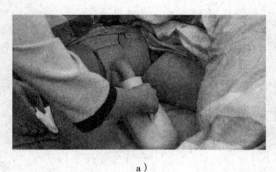
a）

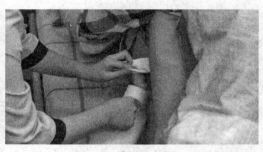
b）

图1-78 协助男性老年人使用尿壶
a）仰卧位 b）侧卧位

步骤4 整理

（1）老年人排尿后，撤下尿壶，为女性老年人撤下一次性护理垫。

（2）用卫生纸擦干老年人会阴部。

（3）必要时，使用温热毛巾为老年人擦洗会阴部。

（4）撤去一次性护理垫，协助老年人穿好裤子，取舒适体位，整理床单位。观察尿液有无异常，并做好记录。如有异常，及时向医护人员汇报。

（5）倾倒尿液，冲洗、消毒尿壶，晾干备用。

（6）洗净双手，开窗通风。

注意事项

（1）女性老年人使用尿壶时应贴紧会阴部，以免打湿床单。

（2）接尿时避免长时间暴露老年人身体，导致受凉。

（3）应及时倾倒尿壶并冲洗消毒，减少异味及尿渍附着。

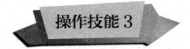

倾倒尿壶

步骤 1　工作准备

（1）环境整洁，温湿度适宜。

（2）服装整洁，洗净双手，必要时戴手套、口罩。

（3）准备刷子。

步骤 2　倾倒尿壶

（1）协助老年人使用尿壶后，持尿壶至卫生间。

（2）打开坐便器盖子，对准坐便器倾倒尿液，同时观察尿液颜色、性质。

（3）合上盖子，按下坐便器冲水开关冲水。

步骤 3　清洗尿壶

（1）尿壶口与自来水出水口保持 5～10 厘米距离。

（2）打开龙头接水至尿壶的一半，充分摇动，反复多次。

（3）用刷子在流动水下刷洗尿壶内壁。

（4）冲洗尿壶外表面至清洁，尿壶口朝下控干水分。

步骤 4　整理

（1）清洗后尿壶放在通风处晾干备用。

（2）洗手。

注意事项

（1）每次使用尿壶后，将尿壶在流动水下充分冲洗。

（2）每周进行尿壶去垢、消毒。

（3）尿壶备用时应保持清洁、干燥。

学习单元 3　为老年人更换尿布、纸尿裤

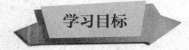

了解一次性护理垫、纸尿裤的种类和适用范围

熟悉老年人尿失禁分类

掌握尿失禁老年人的照料

能为老年人更换一次性护理垫、纸尿裤

一、概述

老年人行动不便、瘫痪、二便失禁，可以选择纸尿裤（成人纸尿裤、纸尿片）和护理垫为老年人进行排泄照料。

一次性护理垫适用于完全卧床伴有痴呆、意识不清及尿失禁的老年人。纸尿裤适用于能够行走、坐轮椅、卧床伴躁动不安，伴有尿失禁、尿滴沥的老年人。

通过了解老年人排尿、排便习惯及时间段，适时查看尿垫或纸尿裤污染情况，并及时更换，不仅能使老年人感觉舒适，也可为老年人节约相应费用。

二、尿失禁的定义和分类

尿失禁是指老年人的膀胱括约肌不受意识控制，而不由自主地排除尿液的现象。

老年人尿失禁的临床表现可分为充溢性尿失禁、无阻力性尿失禁、反射性尿失禁、急迫性尿失禁及压力性尿失禁 5 类。

1. 充溢性尿失禁

充溢性尿失禁是由于下尿路有较严重的机械性或功能性梗阻引起尿潴留，当膀胱内压上升到一定程度并超过尿道阻力时，尿液不断从尿道中滴出。充溢性尿失禁主要原因是老年性前列腺肥大以及尿道结石、尿道狭窄、尿道的恶性病变等。

2. 无阻力性尿失禁

无阻力性尿失禁是由于尿道阻力完全丧失，膀胱内不能储存尿液，老年人在站立时尿液全部由尿道流出。

3. 反射性尿失禁

反射性尿失禁是由完全的上运动神经元病变引起，排尿依靠脊髓反射，老年人不自主地间歇排尿（间歇性尿失禁），排尿没有感觉。

4. 急迫性尿失禁

急迫性尿失禁是膀胱过度活动症的表现，或是膀胱肌肉紧张过度和尿道括约肌的合作不当所引起的尿频、尿急等症状，多发生于中风患者。

5. 压力性尿失禁

压力性尿失禁是当腹压增加时（如咳嗽、打喷嚏、上楼梯或跑步时）即有尿液自尿道流出。引起这类尿失禁的病因很复杂，需要做详细检查。

三、老年人尿失禁的照料

1. 了解尿失禁原因，观察尿液的颜色、性质、量，必要时应记录。加强巡视，观察老年人表情、动作，通过询问了解他们是否有尿意、便意，提醒老年人如厕或给予便器，并观察尿液有无异常。

2. 保持会阴部、臀部皮肤清洁干燥。卧床老年人排泄尿后，使用湿热毛巾擦拭或温水冲洗会阴部，减少尿液对皮肤的刺激。勤换衣裤、床单，防止局部皮肤受损。

3. 鼓励卧床老年人日间多饮水，增加排尿，预防泌尿系统感染。

4. 进行膀胱功能性训练，建立规则的排尿习惯，促进排尿功能的恢复。督促老年人按照医师指导进行膀胱功能训练。卧床老年人初始时白天每隔 1~2 小时使用便器一次，夜间每隔 4 小时使用便器一次。以后逐渐延长间隔时间，以促进排尿功能恢复。使用便器时，可用手轻轻按压膀胱，协助排尿。

5. 做好心理护理，减轻因尿失禁造成的不良心理影响。尿失禁的老年人易产生尴尬、焦虑、抑郁等不良情绪，鼓励老年人正确认识疾病并积极配合治疗。

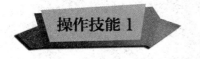

操作技能 1

为老年人更换一次性护理垫（尿布）

情景描述：秦奶奶，76 岁，卧床，二便失禁。护理员检查老年人臀下尿垫情况时，发现尿垫已经被尿液打湿，准备立即为老年人更换。

步骤1　工作准备

（1）环境安静整洁，温湿度适宜。关闭门窗。

（2）服装整洁，洗净并温暖双手，必要时戴口罩。

（3）准备一次性护理垫（尿布）、水盆、湿热毛巾。

步骤2　沟通

（1）携用物至老年人房间。

（2）向老年人说明需要为其更换一次性护理垫（尿布），使老年人做好身心准备。

步骤3　更换一次性护理垫（尿布）

（1）将水盆及湿热毛巾放在床旁座椅上。

（2）掀开老年人下身盖被，双手分别扶住老年人的肩部、髋部，翻转老年人身体，面向护理员呈侧卧位。

（3）将老年人身下污染的一次性护理垫（尿布）向臀下方向折叠，如图1-79a所示。取湿热毛巾擦拭臀部及会阴部，如图1-79b所示，观察局部皮肤情况。

（4）将清洁一次性护理垫（尿布）平铺，靠近臀部处卷折，如图1-79c所示。翻转老年人身体呈平卧位，轻抬近侧臀部，撤下污染的一次性护理垫（尿布）放入专用污物桶。

（5）拉平清洁一次性护理垫（尿布），如图1-79d所示。

步骤4　整理

（1）为老年人盖好盖被，整理床单位。

（2）开窗通风。

（3）投洗毛巾，刷洗水盆。尿布需要集中清洗、消毒、晾干备用。

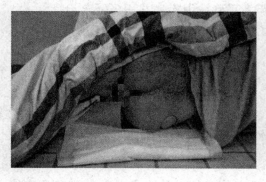
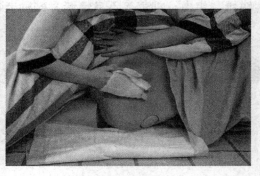

a）　　　　　　　　　　　　　　　　b）

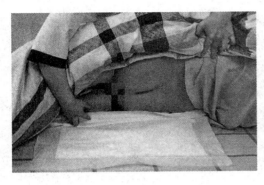 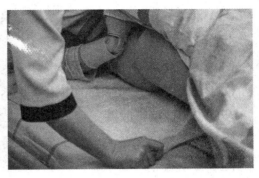

c）　　　　　　　　　　　　　　d）

图 1-79　更换一次性护理垫（尿布）
a）折叠污染护理垫　b）擦拭臀部　c）平铺清洁护理垫　d）拉平清洁护理垫

（4）洗净双手，做好记录。

注意事项

（1）每隔 2 小时查看一次性护理垫浸湿情况，根据一次性护理垫锁水能力及表层干爽度选择是否进行更换，防止发生尿布疹及压疮。

（2）更换一次性护理垫（尿布），应关闭门窗、动作轻稳，避免老年人受凉。

（3）一次性护理垫（尿布）污染时，应及时更换，增加舒适感，减轻异味。

（4）当老年人患有传染性疾病时，被污染的一次性护理垫应作为医用垃圾集中回收处理。

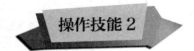

为老年人更换纸尿裤

情景描述：常爷爷，70 岁，偏瘫，前列腺钙化，时常出现尿滴沥，老年人神志清楚，性格开朗，行动迟缓。现请护理员为常爷爷更换纸尿裤，带他去参加活动。

步骤 1　工作准备

（1）环境整洁，温湿度适宜。关闭门窗。

（2）服装整洁，洗净并温暖双手，必要时戴口罩。

（3）准备纸尿裤、卫生纸、水盆、湿热毛巾。检查纸尿裤大小型号是否适宜。

步骤2　沟通

（1）携用物至老年人房间。

（2）向老年人说明准备为其更换纸尿裤，使老年人做好身心准备。

步骤3　更换纸尿裤

（1）将水盆及湿热毛巾放在床旁座椅上。

（2）协助老年人褪下裤子，取平卧位。

（3）解开纸尿裤粘扣，将前片从两腿间后撤，如图1-80a所示。

（4）双手分别扶住老年人的肩部、髋部，向近侧翻转身体呈侧卧位，将被污染的纸尿裤内面对折于臀下，用卫生纸擦拭尿便污渍，取湿热毛巾擦拭臀部、会阴部。

（5）观察老年人会阴部及臀部皮肤情况。

（6）辨别清洁纸尿裤前后片，将清洁纸尿裤前后两片纵向对折（紧贴皮肤面朝内），开口朝外铺于老年人臀下，后片压于老年人身下，如图1-80b所示。

（7）协助老年人呈平卧位，从近侧撤下被污染的纸尿裤，放入污物桶。拉平身下清洁纸尿裤，从两腿间向上兜起尿裤前片，将前片两翼向两侧拉紧，后片粘扣粘贴于纸尿裤前片粘贴区，如图1-80c所示。

（8）整理大腿内侧纸尿裤边缘至服帖，如图1-80d所示。

步骤4　整理

（1）协助老年人提起裤子并系好。

（2）投洗毛巾，刷洗水盆。

（3）开窗通风。

（4）洗净双手，必要时做好记录。

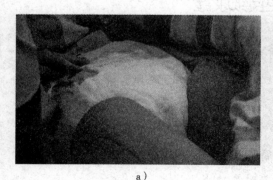
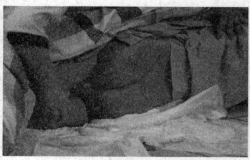

a）　　　　　　　　　　　　　　　b）

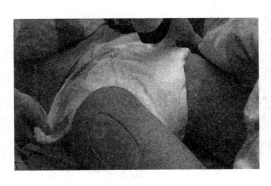
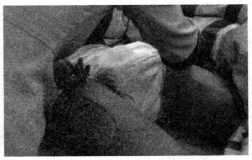

c）　　　　　　　　　　　　　d）

图 1-80　更换纸尿裤

a）解开粘扣　b）污染纸尿裤内折，铺清洁纸尿裤　c）粘贴清洁纸尿裤粘扣
d）整理大腿内侧纸尿裤边缘

注意事项

（1）更换尿裤时，将大腿内侧尿裤边缘整理服帖，防止侧漏。

（2）根据老年人胖瘦情况选择尺寸适宜的纸尿裤。

（3）纸尿裤被污染后应及时更换，以提高老年人舒适度，减轻异味，保持皮肤清洁卫生。

（4）当老年人患有传染性疾病时，其用过的纸尿裤应作为医用垃圾集中回收处理。

学习单元 4　观察、记录、报告老年人排泄物异常情况

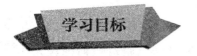

了解正常大小便的性状、颜色

熟悉老年人排泄物性状、颜色异常的观察方法

能观察、记录、报告老年人排泄物异常情况

一、概述

1. 正常粪便的性状、颜色、量

正常老年人的排便频率是每日 1~2 次或每 2~3 天排便一次。

平均排便量为 100~300 克，排便量的多少与食物摄入量、种类，液体摄入量，排便频率，消化器官的功能状态有关，进食粗粮、大量蔬菜者，排便量大；反之，进食肉食、细粮者，排便量少。正常成人的粪便呈黄褐色、成形、软便，这是因为粪便内含胆红素。粪便的颜色与摄入食物的种类有关，如摄入含叶绿素丰富的食物时，粪便可能呈绿色；摄入血制品、肝类食品，粪便可能呈酱色。粪便的气味是由蛋白质经细菌分解发酵而产生的，与食物的种类、肠道疾病有关。摄入蛋白质、肉类较多者，粪便的臭味重；素食者，臭味轻。

2. 正常尿液的性状、颜色、量

正常老年人每昼夜排尿量为 1 000~2 000 毫升。排尿频率和次数，一般日间 4~6 次，夜间 0~2 次，尿液呈淡黄色至深褐色，澄清透明，放置后转为混浊并散发出氨味，食物和药物也可改变尿液的颜色，如服用大量胡萝卜素时，尿液呈鲜黄色。

二、老年人排泄物异常的观察

1. 粪便异常

（1）排便次数

排便次数和习惯改变。通常排便每天超过 3 次或每周少于 2 次，为排便异常。

（2）形状与软硬度

便秘时粪便坚硬、呈栗子样；消化不良或患急性肠炎时粪便为稀便或水样便；患肠道部分梗阻或直肠狭窄时，粪便常呈扁条形或带状。

（3）颜色

柏油样便提示上消化道出血；白陶土色便提示胆道梗阻；暗红色血便提示下消化道出血；果酱样便见于肠套叠、阿米巴痢疾；粪便表面粘有鲜红色血液，常见于痔疮或肛裂；白色"米泔水"样便见于霍乱、副霍乱。

（4）内容物

如有肠道寄生虫感染，老年人的粪便中可查见蛔虫、蛲虫、绦虫节片等。

（5）气味

严重腹泻的老年人因未消化的蛋白质与腐败菌作用，粪便呈碱性反应，气味极恶臭；患下消化道溃疡、恶性肿瘤的老年人粪便散发腐败臭；患上消化道出血的老年人其柏油样粪便有腥臭味；若消化不良、乳糖未充分消化或吸收，粪便有酸性反应，气味为酸败臭。

2. 尿液异常

（1）尿量

1）多尿。指 24 小时内排出的尿量超过 2 500 毫升。

2）少尿。指 24 小时内尿量小于 400 毫升或每小时尿量小于 17 毫升。

3）无尿。指 24 小时内尿量小于 100 毫升。

（2）颜色

1）肉眼血尿。呈洗肉水色，多见于急性泌尿系感染、膀胱肿瘤、输尿管结石。

2）血红蛋白尿。呈浓茶色、酱油色。

3）胆红素尿。呈深黄色。

（3）气味异常

糖尿病酮症酸中毒时，尿液呈烂苹果味。

三、记录与报告

护理员在对老年人进行生活照料的过程中，发现老年人尿、便出现异常时，应详细查看，并从尿、便的性质、次数、量、颜色、气味等方面进行详细记录，及时报告给医护人员，并根据医嘱留取标本。

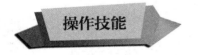

操作技能

观察老年人排泄物异常，记录并报告

情景描述：王爷爷，男性，76 岁，退休干部，生活自理。呼叫护理员，主诉上午一直腹部隐约疼痛，上卫生间 3 次，为稀便，现在感觉全身无力。最后一次大便排于便盆中。请护理员帮助查看及报告。

步骤1　工作准备

（1）环境整洁，温湿度适宜。

（2）服装整洁，戴口罩，戴手套。

（3）准备记录单、笔。根据需要备清洁、干燥粘贴标签的大便标本盒、化验单。

步骤2　沟通

（1）携带记录单、笔来到老年人房间，安慰老年人。

（2）询问情况，内容包括：腹痛开始时间、目前腹痛程度，大便次数、腹痛前进食情况等。

步骤3　观察排泄物

观察便盆内大便情况：呈糊状，无黏液及脓血，颜色为黄褐色，伴有未消化豆类，无特殊恶臭气味。

步骤4　记录

记录老年人主诉及观察的大便情况。记录应标明日期，记录者签全名。具体如下。

201-1床，王宏，男性，76岁，生活自理。8点进食早餐为一个鸡蛋、半个馒头，一袋牛奶，牛奶稍凉，9点至11点腹部隐隐作痛，腹泻3次，最后一次排于便盆中。观察大便呈糊状，无黏液及脓血，颜色为黄褐色，伴有未消化豆类，无特殊恶臭气味。已及时通知医护人员及家属。遵医嘱留取标本送检查。

注意事项

（1）观察应认真、仔细，分辨出异常情况。

（2）记录内容应客观、真实、详细。

（3）应做到及时报告，便于遵医嘱留取标本，避免延误病情。

培训课程 **5**

睡眠照护

学习单元 1　为老年人布置睡眠环境

学习目标

了解老年人的生理睡眠特点

熟悉营造老年人睡眠环境并做好睡眠准备的具体方法

能为老年人布置睡眠环境

一、概述

睡眠是人的生理需要。睡眠质量与身心健康和安全有密切的关系。老年人的睡眠出现问题受多种因素影响，睡眠环境对睡眠有直接影响，根据老年人的生理睡眠特点，协助老年人做好睡前环境准备，营造适宜的睡眠环境，将有效改善老年人睡眠。

二、老年人的生理睡眠特点

随着年龄的增长，肌体结构和功能会发生退化，老年人的睡眠功能也会退化。老年人睡眠时间长短因人而异，觉醒后感觉精力充沛、情绪愉快即可，不必强求一致。但是由于老年人体力减弱，很容易感觉疲劳，因此合理和科学的睡眠对老年人来说仍然十分重要。

1. 睡眠时间缩短。60~80岁的健康老年人就寝时间平均为 7~8 小时，但睡眠时间平均为 6~7 小时。

2. 老年人夜间容易觉醒，并且非常容易受到声、光、温度等外界因素以及自身老年病的干扰，夜间睡眠变得断断续续。

3. 浅睡眠即大脑未充分休息，老年人浅睡眠期增多，而深睡眠期减少，老年人年龄越大，睡眠越浅。

4. 老年人容易早醒，睡眠趋向早睡早起。

三、老年人睡眠环境要求

老年人睡眠环境是指老年人睡眠的居室环境。居室环境包括以下内容：位置、墙壁颜色和窗帘颜色、声音、光线、温度、湿度、通风及其他（如蚊虫等）妨碍睡眠的因素。

1. 室内环境温度、湿度

老年人的体温调节能力差，夏季室内温度以 26~30 ℃为宜，冬季室温以 18~22 ℃为宜，相对湿度保持在 50%~60% 为宜。

2. 声光及色彩

老年人睡眠易受声光的影响，居住环境要保持安静。老年人视觉适应能力下降，光线过暗或过亮，都会产生因看不清周围景物而跌倒、坠床等安全问题。夜间应有适当的照明设施，如夜灯或地灯。墙壁颜色应淡雅，应选择如淡黄色、淡绿色或淡粉色等。过于浓重的暖色或冷色会使老年人情绪兴奋或抑郁，影响睡眠。

3. 通风

通风可调节室温、减轻室内异味并可降低室内细菌数量，减少疾病发生概率。居室要经常通风以保证室内空气新鲜。

4. 老年人居室内设备

室内设备应简单实用，靠墙摆放，家具的转角应尽量选择弧形，以免夜间碰伤起夜的老年人。

5. 卫生间

卫生间应靠近卧室，方便如厕。卫生间内应设置坐便器并设有扶手，地面铺防滑砖。叮嘱老年人上床前排空大小便，避免和减少起夜对睡眠造成的影响。对于不能自理的老年人，在睡前将所需物品放置于适宜位置，如水杯、痰桶、便器等。

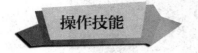

操作技能

为老年人布置睡眠环境

情景描述：卢奶奶，75 岁，生活半自理。现在是晚上 8：30，卢奶奶坐在椅子上看电视。这时护理员进到卢奶奶房间准备协助其上床睡觉，卢奶奶主诉最近天气转凉，夜里觉得冷，容易醒。请护理员为卢奶奶布置睡眠环境。

步骤 1　工作准备

（1）环境安静整洁。

（2）服装整洁，洗净双手。

（3）老年人已经如厕、洗漱完毕。睡前开窗通风，时间约 30 分钟。

（4）根据老年人主诉，准备毛毯。

步骤 2　沟通并布置睡眠环境

（1）护理员："卢奶奶，这两天天气凉，给您加一床毛毯。"

（2）护理员关闭窗户，拉好窗帘。护理员："刚才已经通风，现在我把窗户关好，咱拉上窗帘啦。"

（3）调节温湿度。护理员："奶奶，空调给您调到 24 ℃可以吗？"墙角放盆水，可以调节室内湿度，避免空气太干燥。

（4）铺床。检查床铺有无渣屑，按压床铺感受软硬度。护理员："奶奶，床铺软硬度还可以吗？"老年人："可以。"铺平褥子，拍松枕头。护理员："奶奶，枕头拍松了，您看高度合适吗？"老年人："可以。"展开盖被呈 S 形折叠对侧。

（5）协助老年人上床就寝，盖好盖被，加盖毛毯。

（6）询问是否有其他需求，及时满足。

（7）调节光线。开启地灯，关闭大灯，如图 1-81 所示。

步骤 3　关门退出

护理员轻步退出房间，轻手关门。

注意事项

（1）老年人睡前，卧室应适当通风换气，避免空气浑浊或异味影响睡眠。

（2）根据季节准备适宜的被褥。

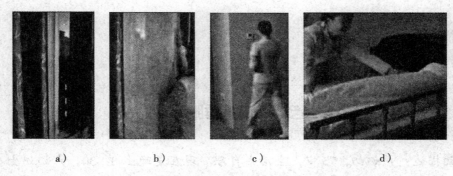

图 1-81　布置睡眠环境

a）关闭窗户　b）关闭窗帘　c）调节室温　d）铺床

（3）注意枕头软硬、高低适中。

学习单元 2　观察、记录、报告老年人睡眠情况

学习目标

了解老年人良好睡眠习惯

熟悉老年人常见的不良睡眠习惯

熟悉睡眠相关知识

掌握老年人睡眠观察、记录要点

能观察、记录并报告老年人睡眠情况

一、概述

随着年龄的增长，老年人睡眠时间会逐渐缩短，睡眠质量也会有所降低，部分老年人易出现睡眠障碍。护理员应学会观察老年人睡眠状况，做好观察记录，通过分析才能有针对性地给予老年人适当帮助，提高老年人的睡眠质量和生活质量。

二、老年人良好的睡眠习惯

每天按时起床就寝，作息规律。午睡 30 ~ 60 分钟。

按时进食，晚餐少食。睡前不进食，不饮用有兴奋作用的饮料，减少饮水量。

睡前排空大小便，热水泡脚，穿着宽松睡衣。

睡前做身体放松活动，如按摩、气功、静坐、冥想等。

睡前不看刺激性的书刊及影视节目。

有不愉快或未完成的事情用笔记录下来，减少思虑。

三、老年人常见的不良睡眠习惯

1. 晚餐过饱或不足，临睡前吃东西，加重肠胃负担，影响入睡。

2. 睡前饮酒、咖啡、浓茶等，使精神亢奋，导致入睡困难。

3. 睡前过度用脑、过度活动，看刺激性影视作品、报刊，扰乱睡眠节律。

4. 白天睡眠过多，以至晚上难以入睡。

四、睡眠相关知识

1. 睡眠质量定义

睡眠质量是指在最佳睡眠时间达到足够睡眠量，并且半小时内入睡，基本不醒或醒后能够很快再次入睡。觉醒后感觉精力充沛，情绪愉快。

最佳睡眠时间：成年人一般为晚 10 点至次日清晨 6 点；老年人可稍提前，为晚 9 点至次日清晨 5 点。

睡眠量：成年人一般为 7~9 小时；老年人由于新陈代谢减慢，为 6~7 小时。

老年人睡眠质量的判断，不能仅以睡眠时间的长短来衡量，而应以是否消除了疲劳、精力是否充沛来评判。

2. 睡眠障碍

睡眠障碍指睡眠量不正常及睡眠中出现异常行为表现，也可以是睡眠和觉醒正常节律性交替发生紊乱。睡眠障碍可由多种因素引起，包括睡眠失调和异常睡眠。

睡眠障碍会导致大脑功能紊乱，对身体造成多种危害，严重影响身心健康，容易出现头晕、头痛、心慌、烦躁等现象，还可导致反应迟缓、记忆力减退、免疫力下降，并且可能诱发多种疾病，如心血管疾病、糖尿病、肿瘤等。

3. 睡眠呼吸暂停

睡眠呼吸暂停是指睡眠期间呼吸暂时停止。最常见的原因是上呼吸道阻塞，经常以大声打鼾、身体抽动或手臂甩动结束。睡眠呼吸暂停伴有睡眠缺陷、白天打盹、疲劳，以及心动过缓、心律失常和脑电图觉醒状态。

睡眠呼吸暂停分为中枢性暂停和阻塞性暂停，以上气道阻塞导致呼吸暂停多见。长期上气道阻塞后也可引起中枢性暂停，这称为混合性暂停。

五、老年人睡眠观察、记录要点

1. 老年人睡眠观察要点

（1）一般情况下应包括老年人的入睡时间、夜间觉醒时间及次数、总睡眠时间、睡眠质量（晨起精神状况）等。

（2）当发现老年人晨起精神不佳或主诉睡眠不好时，应重点观察其是否有入睡困难、不能维持睡眠、昼夜颠倒、睡眠呼吸暂停、夜间阵发性呼吸困难或嗜睡等现象。

2. 异常睡眠记录内容

异常睡眠记录内容包括床号、姓名、睡眠一般情况（入睡时间、觉醒时间及次数、总睡眠时间、睡眠质量）、老年人主诉、异常睡眠的表现，有无采取助眠措施等。

观察并确认老年人存在异常睡眠情况，做好记录的同时应报告医护人员或家属。

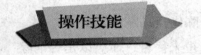

操作技能

观察并记录老年人睡眠异常

情景描述：101-1床，刘红，女性，72岁，退休工人，患有冠心病。主诉最近几日睡眠差，晨起感觉疲惫无力，请护理员做好睡眠观察及记录。

步骤1 工作准备

（1）服装整洁，查阅既往照料记录，了解老年人近期状况。

（2）环境安静整洁，温湿度适宜。

（3）老年人坐在座椅上。

（4）准备记录单、笔，必要时备褥子、被子或毛毯等。

步骤 2　协助入睡

为老年人布置舒的睡眠环境，晚 21 时协助老年人上床休息。

步骤 3　观察睡眠

（1）夜间 2 小时查房一次，做到走路轻、关门轻。

（2）晚 23 时查房，老年人仍未进入睡眠状态。

（3）凌晨 1 时查房，老年人正在如厕，协助她上床休息。

（4）凌晨 3 时查房，老年人主诉脚冷，为老年人增盖薄被。

（5）凌晨 5 时查房，老年人昏昏欲睡。

步骤 4　沟通

晨起 7 时查房并询问刘红奶奶睡眠情况。刘红奶奶主诉：夜间睡眠差，觉醒 4 次，现在感觉疲乏。

步骤 5　记录

交班报告如实记录老年人夜间睡眠情况。记录内容如下。

101-1 床，刘红，冠心病，昨晚 21 时协助老年人就寝，23 时查房仍未进入睡眠状态，夜间如厕 1 次，整晚觉醒 4 次，间歇睡眠，每次睡眠时间为 30～60 分钟。晨起感觉疲乏。已经告知医护人员，建议睡前照料时给予泡脚，促进睡眠，继续加强观察和看护。

注意事项

（1）夜间查房注意走路轻，开关门轻，避免惊醒老年人。

（2）记录内容详细，字迹清楚。

6 培训课程

环境清洁

学习单元1 为老年人提供舒适清洁的环境

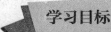

学习目标

了解老年人居室环境概述

熟悉老年人居室环境清洁要求

能为老年人清洁居室环境

一、老年人居室环境概述

老年人居室是老年人休息和小范围活动的主要场所，为老年人创造安全、舒适、安静、整洁的环境，可以满足老年人生理、心理的需要，也是护理员的重要职责。

1. 老年人居室环境

（1）为老年人选择阳面房间，即窗户朝向南或东南方向，日照充足，有利于采光。房间应安装窗帘或百叶窗，便于老年人午休和晚间睡眠。

（2）老年人房间设备、家具应简单实用，靠墙摆放，活动区域应平坦宽敞，电线应上墙，以免牵绊老年人。

（3）卫生间位置应靠近房间，方便老年人使用。卫生间房门应采用推拉门或向外打开，当老年人发生意外时便于急救。卫生间应设置坐式马桶，马桶旁应设有扶手，方便老年人自行起身和坐便。马桶旁应安装呼叫器。卫生用品放在老年人伸手可取的地方。

（4）老年人房间床头应设置呼叫器，有条件者配备可随身携带的移动呼叫装置。当老年人有需要时，能够迅速通知护理员。

（5）老年人的床具要求应安全、牢固、高矮适宜，方便老年人上下床。床垫软硬适中。

（6）床单、被褥以棉织品为佳。床单平铺于床面，要求平整无皱褶。被褥松软舒适。荞麦皮枕芯高矮适度，一般高度为 7 ~ 8 厘米，可根据老年人习惯做适度调整。有颈椎病的老年人不宜枕得太高。被褥及枕芯应经常在日光下晾晒。

（7）老年人经常活动的区域（如走廊、楼梯边）应安装固定扶手，并且要求稳定、牢固。各种门口处地面不设门槛，台阶终止的边缘应涂上鲜艳颜色标记，以确保老年人行走安全。

2. 老年人居室采光

大多数老年人随年龄增长，视力会逐渐下降，也会出现老花眼。适宜的光线会使老年人视物舒适、清晰。光源分为自然光源和人工光源。

（1）自然光源（即太阳光）

日间，老年人房间的窗户应洁净明亮，阳光可照入室内，可使老年人感觉温暖、明亮。但应注意阳光不能直射老年人的面部，以免晃眼，尤其在午睡时，应用窗帘适当遮挡光线。

（2）人工光源（即灯光）

傍晚及夜间应开灯照明，方便老年人活动及护理员进行晚间照料工作。

在老年人睡眠时，可根据老年人习惯，关闭大灯，开启夜灯（或地灯）。

老年人床头的灯光开关面板宜选择夜光开关面板，以方便老年人使用。

3. 老年人室内温湿度

老年人机体对环境温湿度的感知、调节能力下降，温度过高、过低都容易发生疾病。因此，应注意老年人室内温湿度的调节。

室内温度冬季应控制在 18 ~ 22 ℃为宜，夏季应控制在 26 ~ 30 ℃为宜，相对湿度应控制在 50% ~ 60% 为宜。

二、老年人居室环境清洁要求

1. 采用湿式清洁法清扫居室环境卫生

将干净抹布用清水浸湿，拧至半干，擦拭家具、物品表面。做到一桌一巾，不可混用。有条件者也可采用一次性消毒湿巾进行擦拭，每次取一片，擦拭后直接放入垃圾桶，如图1-82所示。

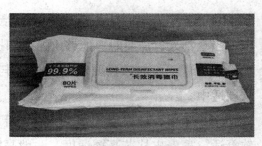

图1-82　消毒湿巾

沾湿扫帚清扫地面。将清洁墩布或地巾浸湿，挤尽多余水分，擦拭地面。

清除墙壁灰尘时，用潮湿毛巾包裹毛掸子，边轻轻沾取墙壁灰尘边转动掸子。

使用过的清洁用具均应清洗后消毒（如浸泡于浓度500毫克/升的含氯消毒液中30分钟），再洗净晾干，保持清洁干燥状态备用。

老年人居室内物品摆放位置应固定，以方便老年人记忆和使用。居室卫生应每日清扫，每周还应进行一次大扫除。

2. 居室经常通风，保持室内空气清新

老年人的居室应每日通风换气，减少异味，增加舒适感。春秋季节，至少每日晨起、午睡后进行通风，每次30分钟。冬季天气寒冷，可短时多次通风，每次约10分钟，每天4~5次。通风时，要做好房间内老年人的保暖。卧床老年人床上排便后，应及时通风换气。

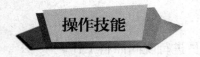

操作技能

为老年人清洁居室环境

步骤1　工作准备

（1）护理员服装整洁，戴口罩、帽子。

（2）准备清洁推车，准备扫帚、簸箕，拖把、清洁潮湿抹布数块、脸盆两个（分别盛装清洁、污染抹布）、清洁潮湿地巾数块、桶两个（分别盛装清洁、污染地巾）。

步骤2　沟通

（1）备齐用物，推清洁车至老年人居室门口。

（2）向老年人说明准备进行室内清扫工作，协助自理、半自理老年人离开房间，为卧床老年人盖好被子。

步骤 3　开窗通风

打开门窗，进行通风换气。

步骤 4　室内清洁

（1）取清洁湿抹布擦拭桌面，床头、开关、门把手等物体表面，并不断反折抹布，将污染的抹布放入盛装污染抹布盆中。做到一桌一巾。

（2）扫帚沾水清扫地面，并用簸箕搓起垃圾。

（3）取清洁湿地巾套在拖把上擦拭地面，撤下污染地巾放入盛装污染地巾桶中。

（4）关窗，推车离开，轻关房门。

步骤 5　清洁用物处理

（1）戴橡胶手套分别清洗抹布、地巾。有条件可采用不同的洗衣机分别进行抹布、地巾机洗。

（2）配比适宜浓度的消毒溶液，在不同容器中浸没抹布和地巾，盖严盖子，并浸泡达到规定消毒时间。

（3）取出抹布和地巾进行投洗，晾干折叠整齐备用。

注意事项

（1）擦拭时，抹布、地巾不宜过于潮湿。

（2）清扫、擦拭地面应注意床下及屋角清洁干净。

（3）经常触及的门把手、灯具开关应重点擦拭。

（4）清洁用具使用后应统一清洁消毒处理。

（5）居室除夏季外，通风 30 分钟后及时关闭窗户。

学习单元 2　整理床单位、更换被服

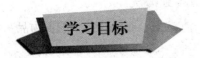

了解整理床单位的概述

熟悉清扫床单位及更换被服要求

掌握被服回收及清洗消毒的方法

能为老年人整理床单位、更换被服

一、整理、更换床单位概述

为老年人每日整理床单位，不仅可保持床单位清洁、舒适，而且可保持居室整齐、美观。定时或根据实际情况及时更换被服，可降低居室异味，减少感染机会，有利于老年人身体健康。

二、清扫整理床单位及更换被服的要求

1. 清扫整理床单位要求

护理员每日应进行床单位的湿扫及整理。床铺表面要求做到：平整、干燥、无渣屑。扫床时，扫床刷应套上刷套进行扫床，做到一床一刷套，不可混用。

对于卧床的老年人，护理员还应注意在三餐后、晚睡前进行床铺的清扫整理，避免食物残渣掉落床上，造成老年人卧位不适以及引发压疮。

2. 更换被服要求

（1）护理员戴口罩、帽子，每周定期为老年人更换被服，被服包括被罩、床单、枕套等。

（2）当被服被尿、便、呕吐物、汗液等污染时，应立即更换。

（3）老年人的被褥、枕头应经常在阳光下晾晒。

三、被服的回收、清洗消毒方法

1. 机构建有洗衣房，备有专用洗涤设备，或送至符合资质的专业洗涤机构。

2. 回收人员戴口罩、帽子及橡胶手套，在远离老年人房间的指定地点，与护理员共同清点污染被服。

3. 被服有明显污渍时应先进行局部清洗揉搓，再进行统一洗涤。

4. 对污染严重或传染病人的被服，应单独回收，应用消毒剂浸泡消毒（如浓度为 1 000 毫克 / 升含氯消毒溶液浸泡 1 小时），再进行单独清洗。

5. 洗涤环境应分区明确（包括回收区、消毒区、清洗区、晾晒区、清洁物品存放区等）。

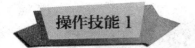

操作技能 1

整理空床单位

步骤 1　工作准备

（1）环境安静整洁、温湿度适宜。

（2）服装整洁，戴口罩、帽子。

（3）准备扫床车、床刷、潮湿刷套数个，脸盆 2 个（分别盛装洁净、污染的刷套）。

步骤 2　折叠棉被

（1）推车进入居室。

（2）将棉被折叠成方块状放置在床旁椅子上，如图 1-83 所示。

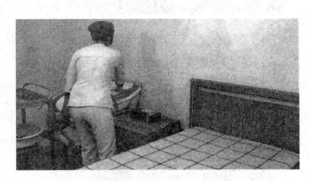

图 1-83　将棉被放置在床旁椅上

（3）将枕头放在棉被上。

步骤 3　湿扫床铺

（1）取床刷，套好一只清洁潮湿刷套。

（2）从床头纵向扫至床尾，每扫一刷要重叠上一刷的 1/3，避免遗漏。

（3）撤下刷套，放在盛放污染刷套的脸盆中，如图 1-84 所示。

步骤 4　整理床单

（1）将近侧床尾部床单打开，抻平反折于床褥下。将近侧床单边缘平整塞于床褥下。同样方法铺好另一侧床单，使床单平整紧绷于床褥上，如图 1-85 所示。

（2）拍打枕头至蓬松，放置在床头（枕套开口在侧面时，开口端应背向门）。

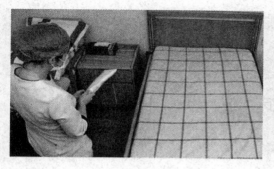 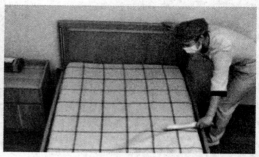

a）　　　　　　　　　　　　　　b）

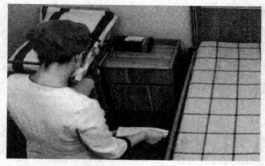

c）

图 1-84　湿扫床铺

a）套上清洁刷套　b）扫床　c）撤下污染刷套

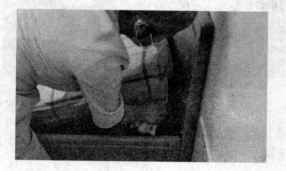

图 1-85　整理床单

（3）将棉被放置在床尾。

注意事项

（1）扫床时应戴口罩。

（2）扫床套不可重复使用。

（3）床单应清扫干净并紧绷于床褥上。

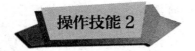

操作技能 2

整理卧床老年人床单位

步骤 1　工作准备

（1）环境整洁，温湿度适宜。

（2）服装整洁，戴口罩、帽子。

（3）准备扫床车、床刷、潮湿刷套数个、脸盆 2 个（分别盛装洁净、污染的刷套）。

步骤 2　沟通

（1）推车进入居室，关闭门窗。

（2）向老年人说明准备清扫床铺，取得老年人配合。

步骤 3　湿扫整理床单

（1）放下近侧床挡，按压检查对侧床挡已拉起且牢固，如图 1-86 所示。

（2）协助老年人向对侧翻身，盖好被子。

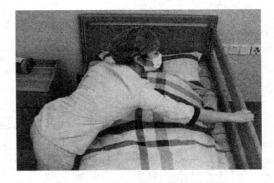

图 1-86　检查对侧床挡是否牢固

（3）取床刷，套好一只清洁潮湿刷套。

（4）轻抬近侧枕头，从床头扫至床尾，靠近床中线清扫床单上的渣屑，每扫一刷要重叠上一刷的 1/3，避免遗漏，如图 1-87 所示。

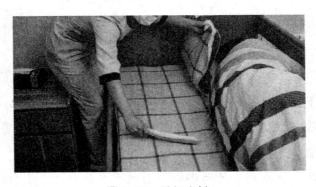

图 1-87　清扫床单

（5）将近侧床尾部床单打开，抻平反折于床褥下。将近侧床单边缘平整塞于床褥下。

（6）协助老年人翻身至近侧，盖好被子。拉起近侧床挡，确认是否牢固。转至对侧，放下床挡。用同样的方法清扫并铺平床单。

（7）协助老年人取平卧。整理枕头至舒适，整理被子至平整，拉起床挡，确认是否牢固，如图1-88所示。

（8）撤下刷套，放在盛放污染刷套的脸盆中。

步骤4　整理用物

（1）开窗通风。

（2）使用快速手消毒剂消毒双手或洗手。

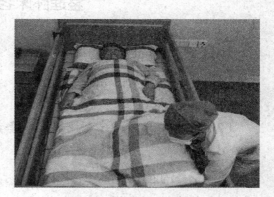

图1-88　整理被子

（3）推扫床车离开房间，轻关房门。

注意事项

（1）协助老年人翻身时，确认床挡拉起且牢固。

（2）扫床时，靠近床中线清扫，注意扫净枕头下面。

（3）一床一刷套，不可重复使用。

（4）协助老年人翻身，动作应轻稳，避免磕碰床挡。

操作技能3

空床更换被服

步骤1　工作准备

（1）环境整洁，温湿度适宜。关闭门窗，必要时遮挡屏风。

（2）服装整洁，洗净双手，戴帽子、戴口罩。

（3）准备扫床车、床刷、清洁潮湿刷套数个、脸盆2个（分别盛装洁净刷套、污染刷套）、清洁床单数件、被罩数件、枕套数个。

步骤 2　更换床单

（1）推车进入居室。物品按使用顺序（顺序为：上层床单，中层被罩，下层枕套）码放在床尾椅子上。

（2）移开床旁桌，距床 20 厘米。

（3）从床头至床尾松开床单四边，床单两侧纵边分别向上反折卷起。

（4）将床单的床头、床尾部分向床中间卷起，如图 1-89a 所示。

（5）将污染床单放于污衣袋内。

（6）清扫床褥，方法同整理空床单位，如图 1-89b 所示。

（7）取清洁床单展开，床单中线位于床中线上，床单短边应分别超过床头、床尾，如图 1-89c 所示。

（8）右手托起近侧床头的床垫边角，左手伸过床头中线将床单折入床垫下，扶持床头角，右手将床单长边的边缘垂直折于床褥下面，如图 1-89d 所示。

（9）移至近侧床尾，用同样的方法铺好床单的床尾边角。

（10）移至近侧床中间，两手下拉床单中部边缘，塞于床垫下。

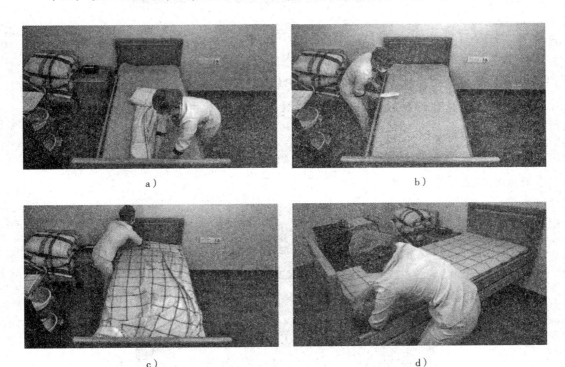

a)　　　　　　　　　　　　　　　　b)

c)　　　　　　　　　　　　　　　　d)

图 1-89　更换床单

a) 卷起污染床单　b) 清扫床褥　c) 展开清洁床单　d) 单边缘折于床褥下

（11）转至对侧，用同样的方法铺好对侧床单。

步骤3　更换被套

（1）站在床右侧，将被子展开平铺于床上。

（2）打开被罩被尾开口端，一手揪住被罩边缘，另一手伸入被罩中分别将两侧被胎向中间对折。

（3）一手抓住被罩被头部分，另一手抓住棉胎被头部分，撤出棉胎，呈S形置于床尾，如图1-90所示。

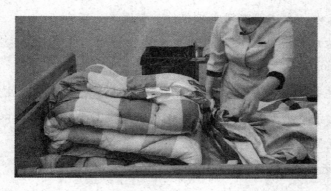

图1-90　掏出棉胎呈S形

（4）将污染的被罩放于污衣袋内。

（5）将清洁被套展开，中线对齐床中线，打开被套的被尾开口。

（6）一手抓住棉胎被头部分将棉胎装入清洁被罩内，棉胎被头处充满被罩被头部分，无虚沿。

（7）在被罩内将棉胎侧边分别向两侧展开铺平，棉胎四角充实于被套四角，系好床尾侧被罩系带，如图1-91所示。

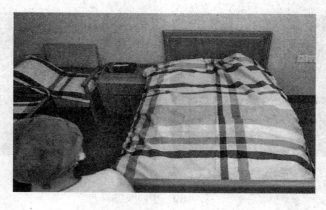

图1-91　棉胎套入被罩内

（8）将棉被两侧向内反折，与床沿平齐，被尾向内反折，与床尾平齐。

步骤 4　更换枕套

（1）将枕芯从枕套中撤出，将污枕套放在污衣袋内。

（2）在床尾部，取清洁枕套反转，内面朝外，双手伸进枕套内撑开并揪住两内角，抓住枕芯两角，反转枕套套好，如图 1-92 所示。

（3）拍松枕芯，平放于床头，如果枕套侧面开口，开口端应背向门口。

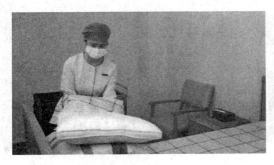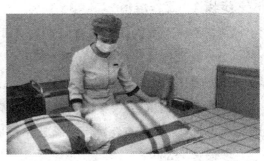

a）　　　　　　　　　　　　　　　　　　b）

图 1-92　更换枕套
a）反转枕套　b）套入枕芯

步骤 5　整理用物

（1）移回床旁桌、床旁椅。

（2）开窗通风，使用快速手消毒剂消毒双手或洗手。

（3）推扫床车离开房间，轻关房门。

注意事项

（1）清洁被服应根据床位数准备充足，放置合理。

（2）将棉胎装入被罩内，被头部分应充实，不可有虚沿。

（3）套好的枕头应四角充实。

（4）操作过程注意节力。

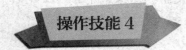

操作技能4

···

为卧床老年人更换被服

步骤1　工作准备

（1）环境整洁，温湿度适宜。关闭门窗，必要时遮挡屏风。

（2）服装整洁，戴帽子，戴口罩。

（3）老年人平卧于床上，盖好被子。

（4）准备扫床车、床刷、清洁潮湿刷套数个、脸盆2个（分别盛装洁净、污染的刷套）、清洁床单数件、被罩数件、枕套数个。

步骤2　沟通

（1）推车进入老年人居室，关闭门窗。

（2）向老年人解释准备为其更换被服，使老年人做好身心准备。

步骤3　更换床单

（1）物品按使用顺序（顺序为：上层床单，中层被罩，下层枕套）码放在床尾椅子上。移开床旁桌，距床20厘米。

（2）站在床的右侧，放下近侧床挡，检查对侧床挡是否拉起且牢固。

（3）一手托起老年人头部，另一手将枕头平移向床的对侧，协助老年人向对侧翻身，盖好被子。

（4）从床头至床尾，松开近侧床单，将床单向上卷起至老年人身下，如图1-93a所示。

（5）取床刷套上清洁潮湿刷套，从床头扫至床尾，靠近床中线清扫近侧床垫上的渣屑，每扫一刷要重叠上一刷的1/3，避免遗漏，如图1-93b所示。

（6）取清洁床单，床单的纵向中线对齐床中线，展开近侧床单平整铺于床褥上，余下的一半卷于老年人身下，近侧床单边缘反折于床垫下。方法同空床更换床单操作，如图1-93c和图1-93d所示。

（7）将枕头移至近侧，协助老年人翻转身体侧卧于清洁床单上（面向护理员），盖好被子，拉起近侧床挡。

（8）转至床对侧，放下床挡，从床头至床尾松开污染床单，将床单向上卷起，再将污染床单分别从床头、床尾向中间卷起放在污衣袋内。清扫褥垫上的渣屑（方法同前），撤下刷套，放在盛放污染刷套盆中。

（9）拉平老年人身下的清洁床单，平整铺于床褥上，近侧床单边缘反折于床垫下，方法同空床更换床单操作。折好床单边角方法同前。协助老年人平卧于床中线上，盖好被子。

步骤 4　更换被罩

（1）站在床右侧，将盖于老年人身上的被子两侧及被尾展开。

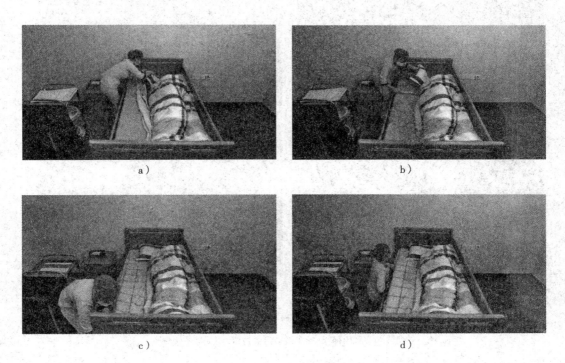

图 1-93　更换床单

a）卷起一侧污染床单　b）清扫近侧褥垫　c）展开近侧清洁床单　d）近侧边缘折于床褥下

（2）打开被罩被尾开口端，一手揪住被罩边缘，另一手伸入被罩中分别将两侧被胎向中间对折。

（3）一手抓住被罩被头部分，另一手抓住棉胎被头部分，撤出棉胎，呈S形置于床尾，如图 1-94a 所示。被罩仍覆盖在老年人身体上。

（4）取清洁被罩平铺于污被罩上，被罩中线对准床中线。清洁床罩的被头部分置于老年人颈部。

（5）打开清洁被罩被尾开口端，一手抓住棉胎被头部分将棉胎装入清洁被罩内，棉胎被头处充满被罩被头部分，无虚沿，如图 1-94b 所示。

（6）在被罩内将棉胎侧边分别向两侧展开铺平，棉胎四角充实于被套四角，系好床尾侧被罩系带。

（7）从床头向床尾方向翻卷撤出污染被罩，放在污衣袋内，如图1-94c所示。

（8）将棉被两侧向内反折，与床沿平齐，被尾向内反折，与床尾平齐，如图1-94d所示。

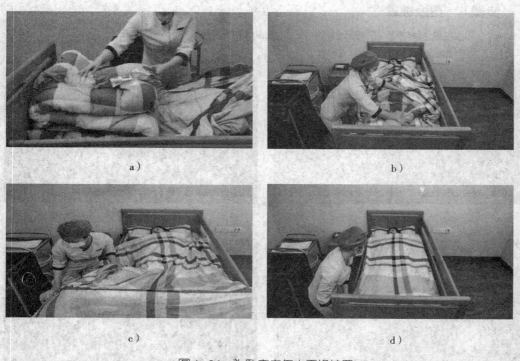

a）   b）

c）   d）

图1-94　为卧床老年人更换被罩

a）掏出棉胎　b）套入棉胎　c）撤出污染被罩　d）被子边缘平齐床沿

步骤5　更换枕套

（1）告知老年人即将更换枕套，一手托起老年人头部，另一手撤出枕头，如图1-95所示。

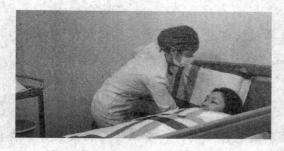

图1-95　撤出枕头

（2）在床尾处将枕芯从枕套中撤出，将污枕套放在污衣袋内。

（3）取清洁枕套反转内面朝外，双手伸进枕套内撑开并揪住两内角。

（4）抓住枕芯两角，反转枕套套好。

（5）将枕头从老年人胸前放至左侧头部旁边，护理员右手托起老年人头部，左手从老年人头下方将枕头拉至头下适宜位置，如图1-96所示。枕套为侧开口时，开口端应背向门。

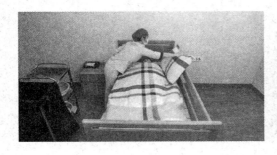 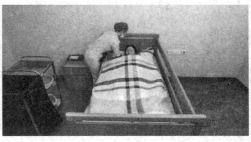

a） b）

图1-96　放置枕头

a）放置对侧　b）拉至头下

步骤6　整理用物

（1）护理员移回床旁桌、床旁椅。

（2）开窗通风，使用快速手消毒剂消毒双手或洗手。

（3）推扫床车离开房间，轻关房门。

注意事项

（1）协助老年人翻身侧卧时，应拉起床挡，防止发生坠床。

（2）更换被罩时，避免遮住老年人口鼻。

（3）套好清洁被罩，立即撤下污染被罩。

（4）操作动作应轻稳，不要过多暴露老年人身体，以免受凉。

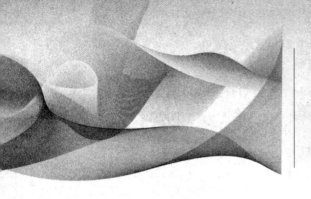

职业模块 ② 基础照护

内容结构图

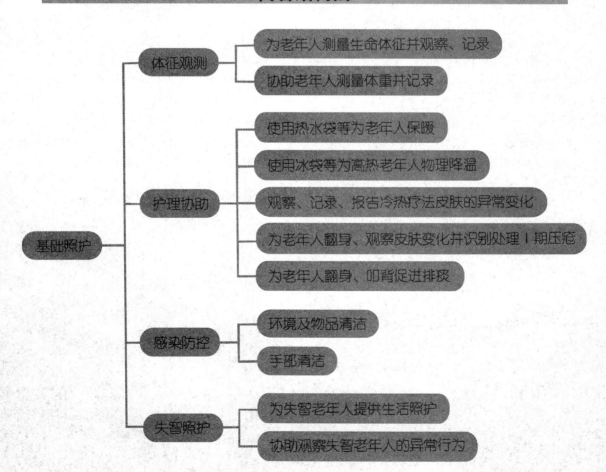

基础照护
- 体征观测
  - 为老年人测量生命体征并观察、记录
  - 协助老年人测量体重并记录
- 护理协助
  - 使用热水袋等为老年人保暖
  - 使用冰袋等为高热老年人物理降温
  - 观察、记录、报告冷热疗法皮肤的异常变化
  - 为老年人翻身、观察皮肤变化并识别处理I期压疮
  - 为老年人翻身、叩背促进排痰
- 感染防控
  - 环境及物品清洁
  - 手部清洁
- 失智照护
  - 为失智老年人提供生活照护
  - 协助观察失智老年人的异常行为

培训课程 ① 体征观测

学习单元 1　为老年人测量生命体征并观察、记录

学习目标

了解老年人测量生命体征的方法

熟悉测量过程中的观察要点

熟悉测量生命体征的要求

能为老年人测量生命体征并观察、记录

　　生命体征是指体温、脉搏、呼吸以及血压的总称，是老年人机体内在活动的一种客观反映，是衡量老年人机体身心状况的可靠指标。正常人生命体征在一定范围内相对稳定，护理员通过认真仔细地为老年人测量生命体征，可以获得老年人生理状态的基本资料，为了解老年人疾病的发生、发展及转归提供依据。为老年人测量生命体征的具体工作包括测量体温、测量脉搏、测量呼吸、测量血压，这是日常工作中最基础也是最重要的一环。

一、体温

　　体温是指身体内部胸腔、腹腔和中枢神经的温度，较高且稳定，称为体核温度。皮肤温度也称为体表温度，低于体核温度，可随环境温度和衣着厚薄而变化，护理员可通过测量老年人体表温度来监测老年人的温度变化，帮助判断有无

发热。正常体温是一个温度范围，而不是一个温度固定值。临床上通常以测量口腔、腋下和直肠的温度为标准。其中直肠温度最接近于人体体核温度，但在日常工作中，以测量口腔、腋下温度更为常见、方便。正常体温范围是：口温 37 ℃（36.3 ~ 37.2 ℃）；腋温 36.5 ℃（36.0 ~ 37 ℃，比口温低 0.3 ~ 0.5 ℃）；肛温 37.5 ℃（36.5 ~ 37.7 ℃，比口温高 0.3 ~ 0.5 ℃）。老年人正常体温的平均值及范围见表 2–1。

表 2–1　老年人正常体温的平均值及范围

部位	平均值	正常范围
口腔	37 ℃	36.3 ~ 37.2 ℃
腋下	36.5 ℃	36.0 ~ 37 ℃
直肠	37.5 ℃	36.5 ~ 37.7 ℃

需注意的是，体温并不是固定不变的，体温可随昼夜、性别、年龄、运动和情绪等因素的变化而有所波动，但这种改变一般在正常范围内，其变动范围在 0.5 ~ 1 ℃。此外，外界气温、进食、药物等均可使体温产生波动。老年人的基础体温较正常成年人低，如果午后体温比清晨高 1 ℃以上，应视为发热。

二、脉搏

当心脏收缩时，左心室将血液射入主动脉，主动脉内压力骤然升高，动脉管壁随之扩张。当心脏舒张时，动脉管壁弹性回缩。这种动脉管壁随着心脏的舒缩而出现周期性的起伏搏动形成动脉脉搏，这种搏动在浅表的动脉可触摸到，临床简称为脉搏。脉搏的频率、节律间接反映的是老年人心脏跳动情况，可以帮助判断老年人心脏跳动有无异常。脉搏的正常频率范围为：60 ~ 100 次 / 分。

脉搏频率受年龄、性别、体型、进食、运动、情绪波动等影响。

三、呼吸

机体在新陈代谢过程中，需要不断地从外界环境中摄取氧气，并把自身产生的二氧化碳排出体外，这种机体与环境之间进行气体交换的过程，称为呼吸。正常成年人安静状态下呼吸频率为 16 ~ 20 次 / 分，节律规则，呼吸运动均匀，无声且不费力，呼吸与脉搏频率的比例为 1：4，老年人正常呼吸频率为 16 ~ 25 次 / 分钟。男性及儿童以腹式呼吸为主，女性以胸式呼吸为主。

四、血压

血压是血液在血管内流动时对单位面积血管壁的侧压力。如无特别注明，均指肱动脉的血压。当心室收缩时，血液射入主动脉，血压上升达最高值，称收缩压；当心室舒张时，动脉管壁弹性回缩，动脉血压下降达最低值，称舒张压。收缩压与舒张压之差为脉压。血压反映老年人血液循环情况。血压包括收缩压和舒张压，正常成年人安静状态下血压正常范围为：收缩压90～140毫米汞柱，舒张压60～90毫米汞柱。老年人血压大多偏高一些，平均血压范围为：收缩压140～160毫米汞柱，舒张压80～90毫米汞柱。为保证老年人供血良好，血压控制范围以医生依据老年人身体情况建议的最佳血压控制范围为准。

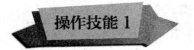

为老年人测量体温（水银体温计）

步骤1　工作准备

（1）室内环境整洁，温湿度适宜。

（2）衣着整洁，洗净双手。

（3）准备体温计、毛巾、记录单、笔（见图2-1）。

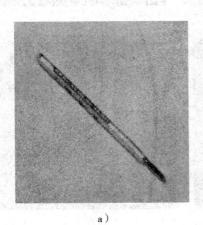
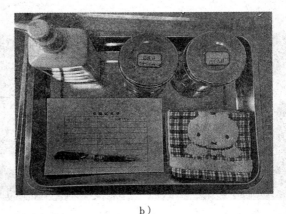

a）　　　　　　　　　　　　　　　　b）

图2-1　体温测量的用物准备

a）体温计　b）体温测量用物

步骤2　沟通

（1）携用物进入房间，将用物放在床头桌上。

（2）向老年人说明准备为其测量体温，以取得老年人的配合。

步骤3　测量体温

（1）解开老年人衣领扣子。

（2）取毛巾擦拭老年人腋下汗渍。

（3）取体温计，以水银体温计为例，查看水银柱所对应的温度是否在35℃以下。若在35℃以上，则用手抓住体温计的尾部，用力甩动几下，使水银柱对应温度降至35℃以下。

（4）将体温计的水银柱一头放在老年人腋窝正中，紧贴皮肤。

（5）嘱老年人夹紧上臂，可协助老年人测量时侧屈臂，手可过胸放在对侧肩头。

（6）10分钟后，取出体温计，查看读数并记录。体温测量过程如图2-2所示。

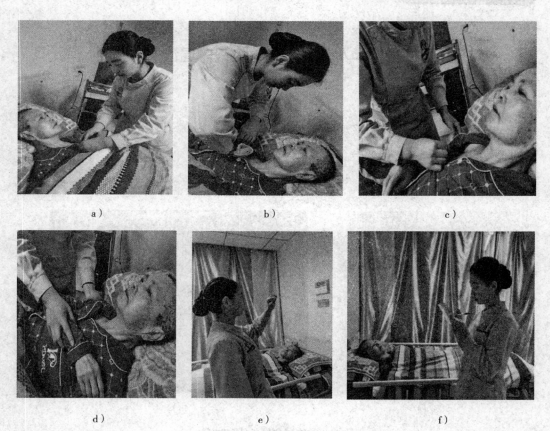

a）　　　　　　　　　b）　　　　　　　　　c）

d）　　　　　　　　　e）　　　　　　　　　f）

图2-2　体温测量过程

a）解开老年人衣扣领子　b）毛巾擦拭腋下汗渍　c）将体温计水银端放在腋窝

d）嘱老年人夹紧上臂　e）查看体温　f）记录体温

步骤 4　整理用物

（1）为老年人系上衣领。

（2）为老年人盖好被子。

（3）用毛巾将体温计上的汗渍擦拭干净。

（4）将体温计的度数甩至 35 ℃以下，以备下次使用。

（5）将体温计放回原处，毛巾洗净后悬挂晾干。

步骤 5　记录

（1）将测量数值记录在记录单上。

（2）如有异常立即报告家属或医务人员。

注意事项

（1）测量体温前务必保证体温计水银柱在 35 ℃以下，以免造成测量数据错误。

（2）体温计水银头需完全被包裹在老年人腋下。

（3）甩体温计时务必保证周围无物，以免将体温计打碎。

（4）老年人若有躁动，需专人守护，以免弄破水银体温计。

（5）避免影响体温测量的各种因素，如运动、进食、冷热饮、冷热敷、洗澡、坐浴、灌肠等。

操作技能 2

为老年人测量体温（电子体温计）

步骤 1　工作准备

（1）室内环境整洁，温湿度适宜。

（2）衣着整洁，洗净双手。

（3）准备电子体温计（见图 2-3）、记录单、笔。

步骤 2　沟通

（1）携用物进入房间，将用物放在床头桌上。

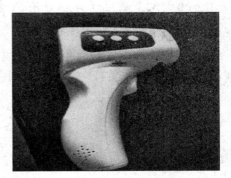

图 2-3　电子体温测量仪

（2）向老年人说明准备为其测量体温，以取得老年人的配合。

步骤3　测量体温

（1）按测量键开机，显示屏亮后体温计进入待测状态。

（2）将体温计感应端对准老年人额头正中并保持垂直，注意测量部位不能有毛发遮挡，体温计感应端应距老年人额头3~5厘米（见图2-4）。

（3）建议每组测量三次，以出现最多的一组数据为准。

步骤4　整理用物

（1）整理床单元，为老年人盖好被子。

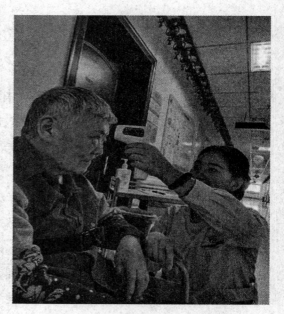

图2-4　使用电子体温计测量体温

（2）若红外探测器有脏污时，取棉签蘸浓度为75%的酒精轻轻擦拭。

（3）大多数电子体温计会自动待机，不必关机。

（4）将体温计放回原处，待用。

步骤5　记录

（1）将测量数值记录在记录单上。

（2）如有异常应立即报告家属或医务人员。

注意事项

（1）测量周围环境稳定，不可在电风扇、空调直对及阳光直晒处进行测量。

（2）在额头冷敷或做其他降温处理后不建议在额头进行测温。

（3）大多数电子体温计有测量物体表面温度的功能，在测量前确认体温计处于体温测量模式。

（4）当老年人从与测量环境温差较大的地方来时，应至少在测量环境中停留5分钟后再测量。

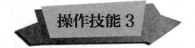

操作技能 3

为老年人测量脉搏

步骤 1　工作准备

（1）室内环境整洁，温湿度适宜。

（2）衣着整洁，洗净双手。

（3）准备手表、记录单、笔。

步骤 2　沟通

（1）携用物进入房间，将用物放在床头桌上。

（2）向老年人说明准备为其测量脉搏，以取得老年人的配合。

步骤 3　测量脉搏

（1）露出老年人手腕，手腕伸展，手臂放松处于舒适位，使老年人掌面朝上。

（2）以食指、中指、无名指的指端依次按在老年人拇指根部下方腕部骨突处旁，即桡动脉处，如图 2-5 所示。

（3）正常脉搏测 30 秒，乘以 2 即得测量数据。若发现老年人脉搏节律有异常，则测量 1 分钟。

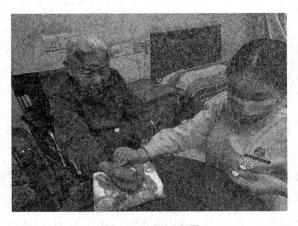

图 2-5　脉搏测量

步骤 4　记录

（1）将测量数值记录在记录单上。

（2）如有异常应立即报告家属或医务人员。

注意事项

（1）测量时护理员手指按压力度要适中，以能清楚测得脉搏搏动为宜。

（2）切勿用拇指测量，因拇指上小动脉搏动较强，易与老年人的脉搏相混淆。

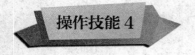

操作技能4

为老年人测量呼吸

步骤1　工作准备

（1）室内环境整洁，温湿度适宜。

（2）衣着整洁，洗净双手。

（3）准备手表、记录单、笔。

步骤2　测量呼吸

（1）将手放在老年人测量脉搏的部位，给其以测量脉搏的假象。

（2）眼睛观察老年人胸部或腹部的起伏。

（3）观察呼吸频率（一起一伏为一次呼吸）、深度、节律、音响、形态及有无呼吸困难。

（4）计数，测30秒，乘以2即得测量数据。

步骤3　记录

（1）将测量数值记录在记录单上。

（2）如有异常立即报告家属或医务人员。

注意事项

（1）呼吸受意识控制，因此测量呼吸前不必解释，在测量过程中不要让老年人察觉，以免老年人紧张，影响测量的准确性。

（2）测量呼吸可与测量脉搏一起，测量脉搏完毕后，护理员手可不离开，继续保持测量脉搏的姿势继续计时测量呼吸，以不让老年人察觉。

（3）如有呼吸异常的老年人，应计时1分钟。

操作技能 5

为老年人测量血压

步骤 1　工作准备

（1）室内环境整洁，温湿度适宜。

（2）衣着整洁，洗净双手。

（3）准备血压计、听诊器、记录单、笔。

步骤 2　沟通

（1）携用物进入房间，将用物放在床头桌上。

（2）向老年人说明准备为其测量血压，以取得老年人的配合。

步骤 3　测量血压

（1）老年人取坐位或平卧位，手臂（肱动脉）与心脏呈同一水平。

（2）协助老年人卷袖，露出上臂，手掌向上，肘部伸直。

（3）打开血压计，垂直放妥，开启水银槽开关。

（4）取血压计袖带，驱尽袖带内空气，平整置于老年人上臂中部，袖带下缘距肘窝 2~3 厘米，缠绕粘紧，松紧度以能插入一指为宜（见图 2-6）。

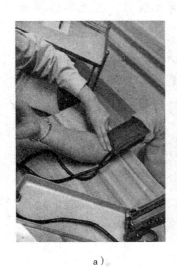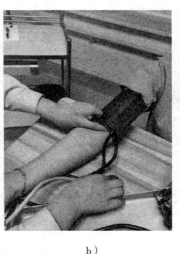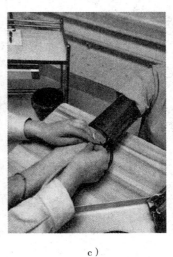

a）　　　　　　　　　　b）　　　　　　　　　　c）

图 2-6　血压袖带及听诊器正确操作

a）袖带下缘距肘窝 2~3 厘米　b）松紧度以能插入一指为宜　c）听诊器头端置于肱动脉搏动最明显处

（5）取听诊器，耳塞端放入双耳，触摸肘窝处肱动脉搏动，将听诊器头端置于肱动脉搏动最明显处，一手固定，另一手握加压气球，关气门，充气至肱动脉搏动消失再升高 20～30 毫米汞柱。

（6）缓慢放气，速度以水银柱下降 4 毫米汞柱／秒为宜，注意水银柱刻度和肱动脉搏动声音的变化。

（7）听诊器出现的第一声搏动音时水银柱所指的刻度为收缩压，当搏动音突然变弱或消失，水银柱所指的刻度即为舒张压。

步骤4　整理用物

（1）解开血压计袖带。

（2）为老年人放下衣袖。

（3）排尽袖带内余气，关闭充气球阀门，整理好后放入血压计盒内。

（4）将血压计盒盖向右倾 45 度，使水银全部流回槽内，关闭水银槽开关，盖上盒盖，平稳放置。

（5）将血压计、听诊器放回原位。

步骤5　记录

（1）将测量数值记录在记录单上。

（2）如有异常，立即报告家属或医务人员。

注意事项

（1）要定时检测、校对血压计，检查血压计玻璃管有无裂损，有无水银溢出，听诊器橡胶管有无老化等。

（2）对于需要密切观察血压的老年人，应做好"四定"，即定时间、定部位、定体位、定血压计，有助于测定的准确性和对照的可比性。

（3）发现血压听不清或异常时，应重测。重测时，待水银柱降至"0"点，稍等片刻后再测量，必要时，做双侧对照测量。

（4）老年人活动后休息 20 分钟以后方可测量血压，以免影响测量的准确性。

学习单元2　协助老年人测量体重并记录

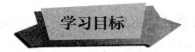
学习目标

了解老年人测量体重的方法
熟悉测量过程中的注意事项
能为老年人测量体重并记录

　　体重可反映老年人的营养状况，是衡量老年人健康状况的重要指标之一。过胖或过瘦都不利于健康。衡量体重是否正常较理想和简单的指标可用身高和体重的比例，称为体重指数（BMI），即体重千克数除以身高米数的平方得出的数字，即：体重（千克）÷［身高（米）］^{2}。BMI是国际上常用的衡量人体胖瘦程度的标准。体重指数正常范围为18.5～24.9，低于18.5提示体重过低，25～29.9提示超重，≥30提示肥胖。老年人易发生冠心病、糖尿病、脑血管病等疾病，体重控制是预防疾病的基础。患有肿瘤或癌症的老年人，体重常常会有明显下降。所以，及时测量体重，发现体重变化，对及时发现疾病有一定的指征作用。

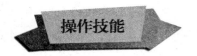
操作技能

协助老年人测量体重

步骤1　工作准备
（1）室内环境整洁，温湿度适宜。
（2）衣着整洁，洗净双手。
（3）准备体重计、记录单、笔。

步骤2　沟通
（1）将体重计放置在宽敞空间内，旁边有扶手装置处。

（2）向老年人说明准备为其测量体重，以取得老年人的配合。

步骤3 测量体重

（1）协助老年人走到体重计旁边。

（2）协助老年人脱去厚重的外套，仅穿轻薄衣物，并协助老年人脱去鞋子。

（3）协助老年人站在体重计上。

（4）待体重计数值稳定并发出"滴"的一声后，读取显示屏上的数值。

（5）协助老年人穿好鞋子返回床上或椅子上，取舒适体位。

步骤4 记录

（1）将测量数值记录在记录单上。

（2）如有异常立即报告家属或医务人员。

注意事项

（1）要定时测量体重，每周测一次，在饭前或饭后1小时测量。

（2）测量体重时，护理员可轻轻扶住老年人防止其摔倒，但切勿将自身体重作用于老年人身上，增加其体重；或将老年人架起，减轻其体重。

（3）记录体重数值时要标明单位"千克"，以免造成数据错误。

培训课程　**2**

护理协助

学习单元 1　使用热水袋等为老年人保暖

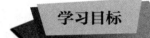

了解老年人热疗法及其禁忌
熟悉使用热水袋为老年人保暖

一、热疗法的概念

热疗法是利用高于人体皮肤温度的物质作用于体表皮肤，使局部血管扩张，以促进血液循环，将热带至全身，使体温升高，让老年人感到舒适的护理方法。常用于保暖的用物就是热水袋，热水袋是以橡胶制成的袋囊，在袋囊中装入热水，再将热水袋装入热水袋套内或用毛巾包裹放置在所需部位，达到取暖的目的。此外，保暖物品还有电热水袋、暖宝宝等。电热水袋是可通过充电方式反复加热的热水袋，暖宝宝是通过袋内物品与空气接触后发热，以达到取暖目的。因均为发热物品，故在使用过程中防止烫伤尤为重要。对老年人来说，热水袋的温度不可超过 50 ℃，但仍需避免低温烫伤的情况发生。

二、热疗的禁忌

1. 急性腹部疾患尚未确诊前，热疗法虽能减轻疼痛，但易掩盖病情真相而延误诊断和治疗。

2. 面部危险三角区感染化脓时，因该处血管丰富又无瓣膜，且与颅内海绵窦相通，热疗法能使血管扩张，导致细菌和毒素进入血循环，使炎症扩散，造成严重的颅内感染和败血症。

3. 各种脏器出血者，因用热疗法可使局部血管扩张，增加脏器的血流量和血管的通透性，而加重出血。

4. 软组织挫伤、扭伤初期（48 小时内），热疗法会促进血循环，增加皮下出血、肿胀和疼痛。

5. 皮肤湿疹、细菌性结膜炎，因使用热疗法后可使局部温度升高，利于细菌繁殖和分泌物增多而加重病情。

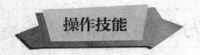

操作技能

使用热水袋为老年人保暖

步骤 1　工作准备

（1）室内环境整洁，温湿度适宜，酌情关闭门窗，避免对流风直吹老年人。

（2）衣着整洁，洗净双手。

（3）准备水壶（内装低于 50 ℃的温水）、热水袋、热水袋布套、毛巾、水温计。

步骤 2　沟通

（1）携用物进入房间，将用物放在远离老年人的桌子上。

（2）向老年人说明准备为其使用热水袋保暖，以取得老年人的配合。

步骤 3　灌热水袋

（1）检查热水袋外观是否完好，螺旋塞是否紧密无松动，如图 2-7a 所示。打开螺旋塞放置一旁。

（2）将水温计插入水中，勿触碰容器壁，平视水温计刻度，测量水温应在 50 ℃之内，如图 2-7b 所示。

（3）一手捏住热水袋袋口一侧高出的边缘部分，热水袋底部接触在台面上，另一手持水壶缓慢灌入热水，水位至热水袋总容量的 1/2 ~ 2/3 处，如图 2-7c 所示。

（4）将热水袋的口袋直立，袋身缓慢下沉，袋口见液面时旋紧螺旋塞。

（5）用毛巾擦干袋口水迹，将热水袋袋口朝下双手挤压袋身，检查热水袋袋身、袋口有无漏水，如图 2-7d 所示。

（6）用毛巾再次擦干热水袋袋口及袋身水迹，全部装入热水袋布套内，并系紧袋口。

步骤 4　放置热水袋

（1）携热水袋至老年人床旁，再次检查热水袋有无漏水。

（2）掀开盖被，将热水袋放置于距离老年人足部或身体 10 厘米处，如图 2-7e 所示。

（3）告知老年人热水袋放置的位置，提醒老年人变换体位时避免肢体触及，有任何不适及时呼叫。

（4）热水袋放置期间，应每隔 15 分钟查看一次。

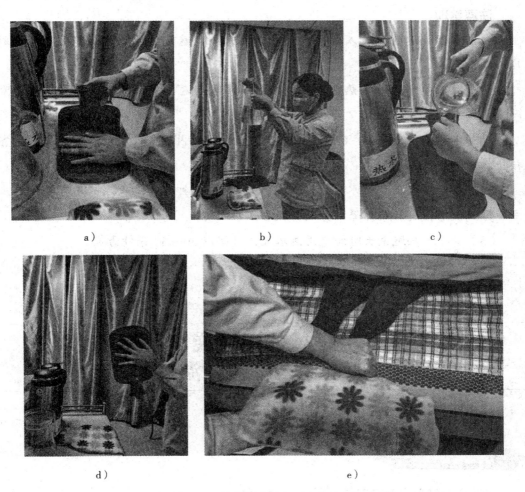

图 2-7　使用热水袋保暖操作流程

a）检查热水袋性能　b）测量热水温度　c）缓慢向热水袋中注入热水　d）热水袋袋口朝下双手挤压袋身，检查热水袋袋身、袋口有无漏水　e）热水袋放置于距离老年人足部或身体 10 厘米处

步骤5　取出热水袋

（1）老年人用热水袋30～60分钟后，取出热水袋。

（2）询问老年人是否继续使用。

（3）观察老年人靠近热水袋处的肢体是否温暖，皮肤有无发红、水泡等低温烫伤的迹象。

（4）协助老年人取舒适卧位，将被子盖严。

步骤6　整理用物

（1）将热水袋内的水倒空。

（2）倒挂晾干后吹入空气，旋紧螺旋塞，放在阴凉干燥处备用。

注意事项

（1）水温计水银端插入水壶中测量水温时，应避免触碰壶壁及壶底。平视刻度准确读数。

（2）灌入热水后检查热水袋是否旋紧螺旋塞，避免袋身破损或螺旋塞未旋紧而造成漏水。

（3）水温应控制在50℃以内，热水袋装入布套内或包裹毛巾，避免与皮肤直接接触，防止低温烫伤。

（4）在老年人使用热水袋的过程中，要每15分钟巡视一次。如发生烫伤，应立即停止使用，进行局部降温并及时报告医护人员。

（5）老年人应避免长时间使用热水袋，时间以30～60分钟为宜。

学习单元2　使用冰袋等为高热老年人物理降温

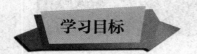

学习目标

了解物理降温的操作方法

熟悉物理降温过程中的注意事项

能使用冰袋为高热老年人物理降温

能使用温水擦浴为高热老年人物理降温

一、物理降温的概念

物理降温是给高热老年人除药物治疗外，最简便、有效、安全、舒适的降温方法，常用的物理降温方法有使用冰袋物理降温和温水擦浴物理降温。其中，使用冰袋物理降温的原理是用冷的物质直接接触皮肤，通过传导与蒸发的物理作用，使体温降低；温水擦浴物理降温的原理是通过温水使皮肤表面毛细血管扩张，并在皮肤上蒸发，吸收和带走机体大量的热，从而降低体温。

二、物理降温的禁忌

1. 老年人有大面积组织受损、局部血液循环不良或感染性休克，微循环障碍、皮肤颜色青紫时，不宜用冷敷，以免加重微循环障碍，加速组织坏死。

2. 老年人有慢性炎症或深部有化脓病灶时，不宜冷疗，以免使局部血流量减少，影响炎症吸收。

3. 忌用冷的部位。枕后、耳廓、阴囊处忌用冷疗，以防冻伤；心前区忌冷，以防反射性心率减慢，心房、心室纤颤及房室传导阻滞；腹部忌冷，以防腹泻；足底忌冷，以防反射性末梢血管收缩，影响散热或引起一过性的冠状动脉收缩。

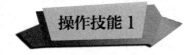

操作技能 1

使用冰袋为高热老年人物理降温

步骤 1　工作准备

（1）室内环境整洁，温湿度适宜，酌情关闭门窗，避免对流风直吹老年人。

（2）衣着整洁，洗净双手。

（3）准备冰袋（或装有冰块的帆布袋）、布套、毛巾、体温计。

步骤 2　沟通

（1）携用物进入房间，将用物放在床头桌上。

（2）向老年人说明准备为其使用冰袋物理降温，以取得老年人的配合。

步骤3　放置冰袋

（1）用毛巾擦干冰袋，并将冰袋倒提，检查有无漏水。

（2）将冰袋放入布套内。

（3）将冰袋置于高热老年人前额、头顶部和大血管流经处（颈部两侧、腋窝、腹股沟）。

步骤4　测量体温

（1）老年人使用冰袋降温30分钟后，撤出冰袋。

（2）在老年人没有使用冰袋降温的一侧腋下测量体温。

（3）老年人体温降至39℃以下时，即可停止使用冰袋物理降温。

步骤5　整理用物

（1）协助老年人取舒适体位。

（2）为老年人盖好被子。

（3）将用物放回原处。

注意事项

（1）随时观察、检查冰袋有无漏水。

（2）冰块融化后应及时更换，保持布袋干燥。

（3）观察用冰袋部位局部情况和皮肤颜色，防止冻伤。

（4）倾听老年人主诉，有异常立即停止用冰袋。

（5）禁止使用冰袋的部位有枕后、耳廓、阴囊处、心前区、腹部和足底。

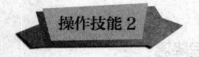

操作技能2

使用温水擦浴为高热老年人物理降温

步骤1　工作准备

（1）室内环境整洁，温湿度适宜，关闭门窗，必要时用屏风遮挡。

（2）衣着整洁，洗净双手。

（3）准备水盆（内装32～34℃的温水）、热水袋及布套、冰袋（或装有冰块的布袋）、大毛巾、小毛巾、体温计。

步骤 2　沟通

（1）携用物进入房间，将用物放在床头桌上。

（2）向老年人说明准备为其使用温水擦浴降温，以取得老年人的配合。

步骤 3　放置冰袋及热水袋

（1）冰袋置于头部。

（2）热水袋置于足底。

步骤 4　擦浴

（1）站在老年人右侧，在被内脱去老年人衣裤。

（2）大毛巾垫对侧背下，小毛巾浸入温水中，拧至半干，缠于手上成手套状。以轻拍的方式依次擦拭颈外侧、肩、肩上臂外侧、前臂外侧、手背。

（3）将毛巾投水，拧至半干，缠于手上成手套状。以轻拍的方式依次擦拭侧胸、腋窝、上臂内侧、前臂内侧、手心。

（4）将大毛巾垫近侧背下，同样的方法擦拭近侧上臂。

（5）协助老年人取左侧卧位，将大毛巾垫于老年人腰背下。

（6）从颈下肩部以轻拍方式逐渐擦至臀部。

（7）协助老年人平卧，根据需要更换干净上衣，穿好上衣。

（8）同样方法依次擦拭双下肢，外侧面包括髂骨、下肢外侧、足背，内侧面包括腹股沟、下肢内侧、内踝，后侧面包括大腿后侧、腘窝、足跟。

（9）擦拭完毕，取下热水袋，根据需要更换干净的裤子，穿好裤子。

步骤 5　整理用物

（1）协助老年人取舒适体位。

（2）为老年人盖好被子，开窗，撤去屏风。

（3）将用物处理后放回原处。

注意事项

（1）在擦浴过程中注意观察局部皮肤情况及老年人反应，如有异常，立即停止操作。

（2）每侧（四肢、背腰部）需擦拭 3 分钟，全过程在 20 分钟以内。

（3）擦浴时，以轻拍的方式进行，避免用摩擦的方式，因摩擦易生热。

（4）禁止温水擦浴的部位有枕后、耳廓、阴囊处、心前区、腹部和足底。

学习单元 3   观察、记录、报告热疗法
皮肤的异常变化

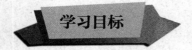

了解老年人使用热疗法观察皮肤的方法

熟悉观察异常变化过程中的注意事项

能观察使用热疗法老年人的皮肤异常变化并记录报告

使用热疗法时常发生的皮肤异常情况就是烫伤，所以在采取热疗法时需要时时刻刻观察老年人皮肤有无烫伤发生。烫伤分为 4 度，具体的表现是：Ⅰ度烫伤，皮肤灼红，痛觉过敏，干燥无水疱；浅Ⅱ度烫伤，局部红肿疼痛，有大小不等的水疱；深Ⅱ度烫伤，可有水疱，痛觉迟钝，有拔毛痛；Ⅲ度烫伤，无水疱，痛觉消失，无弹性，拔毛不痛，干燥如皮革样或呈腊白、焦黄，甚至炭化成焦痂，痂下水肿。当发现有以上症状，需立即迅速脱离热源，并持续冷水冲，避免继续加深、加重烫伤。

使用冷疗法常发生冻伤，冻伤一般也分为 4 度，其主要表现为：一度冻伤，受损在表皮层，皮肤红肿充血，自觉热、痒、灼痛；二度冻伤，伤在真皮浅层，皮肤红肿，伴有水疱，疱内可为血性液体，深部可出现水肿，剧痛；三度冻伤，伤及皮肤全层，出现黑色或紫褐色，痛感觉丧失；四度冻伤，伤及皮肤、皮下组织、肌肉甚至骨头，可出现坏死，感觉丧失。

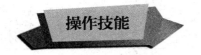

操作技能

观察老年人使用冷热疗法的皮肤异常变化，记录并及时报告

步骤 1　工作准备

（1）室内环境整洁，温湿度适宜，关闭门窗。

（2）衣着整洁，洗净双手。

（3）准备尺子、记录单、笔。

步骤 2　沟通

（1）携用物进入房间，将用物放在床头桌上。

（2）向老年人说明将观察其使用冷热疗法过程中有无皮肤的异常变化，以取得老年人的配合。

步骤 3　观察皮肤异常变化

（1）暴露老年人使用冷热疗法部位的皮肤。

（2）观察皮肤颜色，有无红肿，皮肤是否完整，有无破损，询问老年人有无异常感觉。

（3）如发现老年人皮肤有异常，应立即停止冷热疗法，并用尺子量取异常皮肤的面积。

步骤 4　记录及报告

（1）将观察时间、皮肤异常的表现、异常皮肤面积记录在记录单上。

（2）及时报告家属或医务人员，或拨打急救电话。

注意事项

（1）如衣物与皮肤粘连，切勿用力将衣物脱去，而应直接在衣物上用冷水冷敷，避免在脱衣物过程中撕破皮肤。

（2）量取异常皮肤面积时采用"长 × 宽"的方式。长指的是人体头到脚方向的异常皮肤尺寸，宽指的是左手到右手方向的异常皮肤尺寸。单位可一般采用"厘米"。

学习单元 4　为老年人翻身、观察皮肤变化并识别处理 I 期压疮

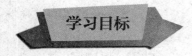

了解翻身、观察皮肤变化、识别 I 期压疮，并处理、报告的方法

熟悉翻身、识别并处理压疮过程中的注意事项

能为老年人翻身、观察皮肤变化、识别 I 期压疮，并处理、报告

压疮也称为压力性损伤，是指某局部皮肤由于长期受压迫而发生的损伤，常发生于骨突出处。压疮分为 6 期，表现如下。

I 期：有按压不变白的红斑，皮肤完整；

II 期：部分皮层缺失伴真皮层暴露；

III 期：全层皮肤缺失；

IV 期：全层皮肤和组织缺失；

不可分期：全层皮肤和组织缺失，损伤程度被掩盖；

深部组织损伤：持续的按压不变白，颜色呈深红色、栗色或紫色。

行动不便的老年人容易发生压疮，长期卧床、长时间坐轮椅均有发生压疮的风险，而定时变换体位可以有效预防压疮的发生，一般至少每 2 小时变换一次体位，必要时 1 小时变换一次体位。对于长期卧床的老年人，常常通过定时翻身来有效预防压疮的发生。

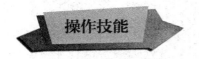

为老年人翻身、观察皮肤变化、识别Ⅰ期压疮，并处理、报告

步骤1　工作准备

（1）室内环境整洁，温湿度适宜，关闭门窗，必要时用屏风遮挡。

（2）衣着整洁，洗净双手。

（3）准备尺子、记录单、笔、体位垫。

步骤2　沟通

（1）携用物进入房间，将用物放在床头桌上。

（2）向老年人说明准备协助其翻身、观察皮肤变化并对症处理，以取得老年人的配合。

步骤3　协助向对侧翻身

（1）一手抬起老年人头部，另一手将枕头移至对侧。

（2）将老年人双手交叉，近侧手放在对侧手上方；将老年人双脚交叉，近侧脚放在对侧脚上方。

（3）一手放在老年人肩颈部，一手放在老年人腰臀部，将老年人稍移向自己。

（4）再次向对侧用力，使老年人翻至对侧，如图2-8所示。

（5）将体位垫放于老年人背部支撑身体，以维持舒适安全的体位。

步骤4　观察皮肤变化并识别Ⅰ期压疮

（1）按从头至脚的顺序依次观察：后枕部、肩胛部、肘部、骶尾部、足跟部的皮肤。

（2）观察皮肤完整度、皮肤颜色（见图2-9）。

（3）如发现皮肤发红（非暗红色、非褐色或紫色），皮肤完整无破损，则可用手指按压红斑，观察有无变白，如没有变白，则为Ⅰ期压疮。

（4）使用尺子测量压疮皮肤面积。

（5）在记录单中记录查看时间、皮肤异常部位、表现及面积。

步骤5　处理并报告

（1）保证床单平整、无渣屑。

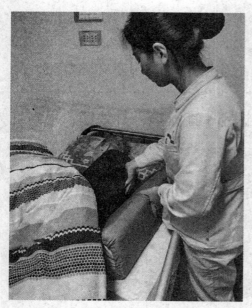

图2-8　使用体位垫为老年人翻身

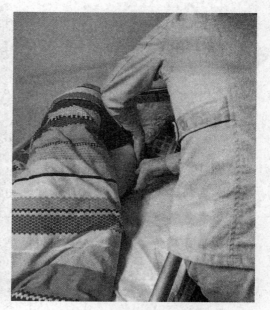

图2-9　仔细观察老年人常受压
部位的皮肤状况

（2）使用合适的体位垫，使压疮部位悬空，必要时使用减压的泡沫辅助。

（3）观察和询问老年人是否舒适。

步骤6　整理用物

（1）整理好床单位。

（2）协助老年人穿好衣裤，避免褶皱，发现潮湿时及时更换。

（3）洗净双手。

注意事项

（1）防止局部长期受压。对有头发遮挡的枕骨粗隆、耳廓背面，应特别注意扒开头发认真检查。

（2）照护过程中防止手表、指甲划伤老年人的皮肤。应常修剪老年人的手脚指甲，以防自伤。便器等护理用具应完好，不会刮伤、蹭伤皮肤。

（3）鼓励老年人尽量做力所能及的活动，如下床、关节自主运动等，以促进静脉回流，起到预防压疮的作用。

（4）侧卧位时需要观察的部位有被压侧的耳廓、肩部、髋部、膝关节的内外侧、内外踝部的皮肤。

学习单元 5　为老年人翻身、叩背促进排痰

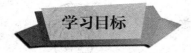
学习目标

了解为老年人翻身、叩背促进排痰的方法

熟悉翻身、叩背促进排痰过程中的注意事项

能为老年人翻身、叩背促进排痰

老年人常发生肺部炎症，由于咳嗽力弱，导致肺深部痰液无法被有效排出，从而使感染加重。翻身、叩背排痰是一种通过叩背使胸壁振动气道，使附着在肺、支气管内的分泌物脱落，并通过翻身的体位引流，使分泌物到达细支气管，通过老年人咳嗽排出体外的物理方法。研究表明，翻身叩背排痰能够有效帮助老年人排出肺深部痰液，从而减轻肺部感染。

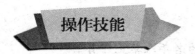
操作技能

为老年人翻身、叩背促进排痰

步骤 1　工作准备

（1）室内环境整洁，温湿度适宜，关闭门窗。

（2）衣着整洁，洗净双手。

（3）准备体位垫。

步骤 2　沟通

（1）携用物进入房间，将用物放在床头桌上。

（2）向老年人说明准备为其翻身叩背促进排痰，以取得老年人的配合。

步骤 3　协助翻身

（1）协助老年人翻至对侧。

（2）必要时使用体位垫支撑老年人身体。

步骤4　叩背促进排痰

（1）双手手指并拢，手背隆起，手指关节微屈，掌内与手指成120度角。

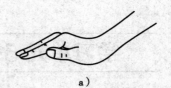

a）

（2）指腹与大小鱼际着落，利用腕关节用力，由下至上，由两侧到中央，有节律地叩击老年人背部，注意避开肩胛骨和脊柱，如图2-10所示。

（3）同时嘱咐老年人用力深吸气、屏气，并用力将痰液咳出。

步骤5　整理用物

（1）叩背促进排痰结束，整理好床单位。

（2）协助老年人取舒适体位，必要时放置体位垫。

（3）洗净双手。

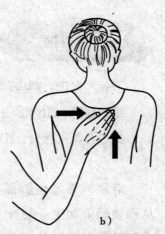

b）

图2-10　叩击排痰的方法
a）手型　b）叩击方法

注意事项

（1）叩背时手应中空，避免平掌拍打在老年人后背处，引起老年人疼痛。

（2）可单手叩背，也可双手交替叩击，频率要快。

（3）不可叩击老年人脊柱及肾区。

（4）有心脏疾病的老年人慎做叩背，有肋骨骨折的老年人禁止叩背。

（5）只能使用腕部力量，切勿用蛮力叩击，以免造成老年人肋骨骨折。

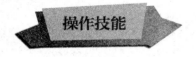

培训课程 ③

感染防控

学习单元 1　环境及物品清洁

学习目标

了解环境及物品的清洁方法

熟悉环境及物品清洁过程中的注意事项

能进行环境及物品的清洁

老年人身体机能日益下降，身体抵抗力下降，容易发生各种感染，最常见的是呼吸道感染，感染发生后容易继发各种并发症，如气管炎、肺炎等，导致老年人病情加重，给家庭和社会带来一定的经济负担。通过加强对老年人的消毒防护，对老年人居住的环境、使用的物品进行清洁，可以有效降低感染事件的发生，提高老年人生活质量。

操作技能

···

环境及物品清洁

步骤 1　工作准备

（1）室内环境整洁，温湿度适宜，关闭门窗。

（2）衣着整洁，洗净双手，戴帽子、口罩，戴护目镜，戴手套。

（3）准备消毒液原液、装有 3 000 毫升清水的脸盆、抹布、拖布、气溶胶喷雾器（必要时）。

步骤 2　沟通

（1）携用物进入房间，将用物放在远离老年人的桌子上。

（2）向老年人说明准备进行环境及物品清洁，以取得老年人的配合。

步骤 3　安置老年人

（1）协助老年人离开即将进行清洁的房间，到达安全、温暖的地方。

（2）若老年人不方便离开，为老年人戴上口罩，并嘱其闭上眼睛或用眼罩罩住老年人双眼。

步骤 4　配置消毒液

（1）取适量消毒液原液（根据说明书所示有 1 500 毫克有效氯的量），倒入装有清水的脸盆内，配置成浓度 0.05% 的含氯消毒液。

（2）将配置好的消毒液分在不同容器内。

步骤 5　清洁环境及物品

（1）选用干净的小毛巾，浸泡在浓度 0.05% 的含氯消毒液中，然后拧干，直接擦拭家具表面。

（2）洗净物品，特别注意轴节部位要清洗干净，擦干后浸没在消毒液内，注意打开物品的轴节或盖套，管腔内要灌满消毒液浸泡 30 分钟。

（3）先将墩布涮洗干净、控干，然后浸入浓度 0.05% 的含氯消毒液中，控干后拖地。

（4）将合适的消毒液（如过氧化氢溶液）倒入气溶胶喷雾器内，连接电源，打开气溶胶喷雾器开关，按照从内到外、从上到下的顺序进行喷雾消毒。喷雾结束后，关闭房门 30 分钟。

步骤 6　整理用物

（1）将浸泡物品取出，用清水刷洗干净后晾干。

（2）将剩余消毒液倒入水池内。

（3）开窗通风 30 分钟。

（4）协助老年人返回房间，取舒适体位。

注意事项

（1）不耐腐蚀的金属表面可采用 75% 的乙醇溶液擦拭，多孔材料表面可采用浓度 0.1% 的含氯消毒液喷雾。

（2）空气消毒一般采用过氧化氢溶液进行喷雾消毒。

（3）耐腐蚀地面可用浓度 0.1% 的过氧乙酸拖地或浓度 0.2%～0.4% 的过氧乙酸喷洒。

（4）消毒地面前，应安置老年人于床上或沙发上，并嘱其勿走动，防止滑倒或摔倒。

（5）由于浓消毒液有刺激性和腐蚀性，所以配制时须戴好口罩、橡胶手套。

（6）消毒液对金属有腐蚀作用，对织物有漂白作用，故不宜用于金属制品、有色衣服和油漆家具的消毒。

（7）为保证消毒液的消毒效果，消毒液尽量现用现配，保存于密闭容器内，置于阴凉、干燥、通风处。

学习单元 2　手部清洁

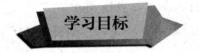

学习目标

了解手部清洁的方法
熟悉清洁手部过程中的注意事项
能进行手部清洁

手卫生是控制感染的重要手段，通过手部消毒，可以有效降低感染率。尤其是照护有感染的老年人时，手部消毒可以防止将外界细菌、病毒传染给老年人，也可以防止老年人的细菌和病毒感染护理员自己或通过护理员的双手传染给其他人。手部清洁最常用方法就是洗手。进行手部清洁有 5 个关键时点：接触老年人前，清洁、无菌操作前，接触老年人后，接触老年人血液、体液后，接触老年人周围环境后。

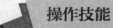

手部清洁

步骤 1　工作准备

（1）室内环境整洁，温湿度适宜。

（2）衣着整洁。

步骤 2　洗手

（1）使用流动的水冲洗双手。

（2）取适量肥皂或是洗手液。

（3）五指并拢，掌心对掌心揉搓，如图 2-11a 所示。

（4）五指分开交叉，掌心对手背揉搓，双手交换进行，如图 2-11b 所示。

（5）五指分开交叉，掌心对掌心揉搓，如图 2-11c 所示。

（6）一手手指并拢，指关节弯曲，在对侧掌心揉搓，双手交换进行，如图 2-11d 所示。

（7）一手握住另一手拇指旋转揉搓，双手交换进行，如图 2-11e 所示。

（8）弯曲各手指关节，指尖在另一手掌心旋转揉搓，双手交换进行，如图 2-11f 所示。

（9）双手分别揉搓手腕，如图 2-11g 所示。

（10）再次使用流动清水冲洗干净。

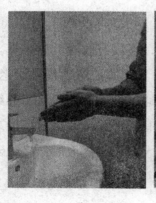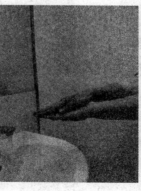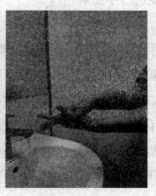

　　　　a)　　　　　　　　　　b)　　　　　　　　　　c)

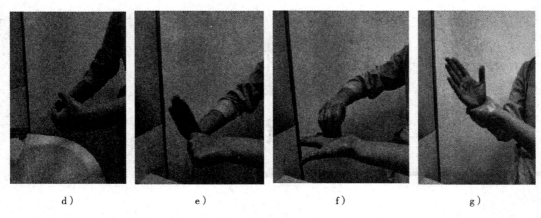

d)　　　　　　　　e)　　　　　　　　f)　　　　　　　　g)

图 2-11　七步洗手法

a）掌心相对揉搓　b）掌心与手背相对揉搓，交换进行　c）手指交叉，掌心相对揉搓，交换进行
d）弯曲手指关节在另一掌心揉搓，交换进行　e）拇指在掌中揉搓，交换进行
f）指尖在掌心揉搓，交换进行　g）双手分别揉搓手腕

步骤 3　擦手

（1）取干净擦手纸擦干双手。

（2）使用擦手纸垫着关闭水龙头。

（3）必要时涂抹护手霜。

注意事项

（1）手部不能佩戴戒指等饰品。

（2）冲洗时指尖应向下。

（3）注意洗净指尖、指缝、拇指、指关节等处。

（4）注意调节水的温度和流量，避免污染环境及溅湿衣物。

（5）揉搓时应按手指皮肤的纵横纹路揉搓。

4 培训课程

失智照护

学习单元 1　为失智老年人提供生活照护

学习目标

了解失智症的基本概念和失智老年人的照护原则

了解失智老年人饮食照护的基本方法及注意事项

能为失智老年人进行饮食照护

随着人口老龄化的加剧，患有老年失智症的人数也在急速增加，老年失智症的患病率会随着年龄的增大而增加。研究显示，我国 65 岁以上的老年人中，有 5.14% 的人有轻度以上的失智症，世界卫生组织统计表明，全球 65 岁以上的老年人群失智症的患病率为 4%～7%，在 85 岁以上的老年人群中，失智症的患病率可高达 20%～30%。目前，全球每 3 秒钟就有一例失智症患者产生。

一、失智症的基本概念

失智症是指由于神经退行性变、脑血管病变、感染、外伤、肿瘤、营养代谢障碍等多种原因引起的，以认知功能缺损为主要临床表现的一组综合征，失智症患者中以老年失智症最常见，失智症主要表现有三个方面：一是认知能力方面，记忆力变差、健忘、判断力及计算能力退步，对时间及地点的方向感混乱，失认及失用，人际障碍，表现为失智老年人易被激怒；二是精神症状方面，精神行为表现包括不安、焦虑、易激惹、抑郁，严重的可出现疑心、幻想、被害妄想或被迫妄想等情形；三是行为问题方面，日常生活能力退化，原本会做的事情可能渐渐不会做了。

二、失智老年人照护原则

因为伴有认知缺损，失智老年人不仅生活自理能力下降，而且还会出现精神和行为异常的表现。面对失智老年人的特殊表现，护理员应依据其不同的病程，在照护过程中遵循其以下照护原则。

1. 自立原则

把焦点放在老年人的能力与长处。疾病夺去失智老年人的部分能力，但他仍保留许多能力，如能自己洗脸、扫地、拔草、唱歌、说话等，把焦点放在他会的事务上，尽量让失智老年人做他会的工作或活动。

2. 参与原则

让失智老年人参与家务及家庭聚会，让他仍有机会贡献自己、觉得自己有价值，每天散步、晒太阳有助于改善失智老年人的情绪、生理时钟及夜间睡眠。

3. 合理原则

在安全的前提下，允许老年人做他想做的事，适度调整护理员的标准和习惯。安排规律作息，避免经常改变。允许他有较多的自由，降低护理员对失智老年人的控制。

4. 安全原则

照护过程中保护好老年人的安全，避免发生不安全事件，如跌倒、坠床、烫伤、走失等。失智老年人因疾病的特点，安全风险增加，护理员要提高风险防范意识。

5. 尊重原则

维护失智老年人尊严，不以对待孩子的态度待之，但以疼惜孩子的心情爱他。多赞美他、顾及他的面子是有效的交流方式。在失智老年人可接受的范围内，多以身体接触的方式传达温暖与关怀。

6. 因人施护原则

应尊重每一位失智老年人的独特性。失智老年人的状况会随病程而改变，护理员需要配合其状态来调整照护方式。多学习他人分享的照护经验，可激发自己发展出更好的照护方式。

7. 功能维护及促进原则

失智老年人原本会做的但现在不会做的事情，可以先提醒他、带着他做，必要时才替他做。失智老年人拒绝时，勿勉强，先顺着他，稍后再尝试另一种方式。并且要了解失智老年人的背景及生活经验，尽量配合老年人的习惯及喜好，多谈他熟悉的往事，以维持其言语能力并促进其情绪愉悦。多引导、协助失智老年人与他人互动，可促进其语言能力并满足其人际交往的满足感。

三、失智老年人饮食照护的基本方法及注意事项

饮食照护在失智老年人照护过程中非常重要。不同阶段的失智老年人往往表现出不同的饮食问题。早期常常表现为贪吃、食欲旺盛等，自己可以进食。到了中期，由于近时记忆持续衰退，远时记忆也受到损害，老年人可能听不懂他人的话、看不懂他人的提示，回忆活动也减退明显，会忘记过去熟悉的食品，无法正确使用餐具，所有的生活都需要帮助。在中期的后半程，随着认知功能障碍持续加重，其性格和行为问题也会凸显出来，为了保证老年人饮食营养，护理员应掌握一些基本饮食照护方法。

1. 营造舒适的用餐环境

用餐环境光线充足，安静舒适。餐桌布置简单，用餐时要避免人多嘈杂，注意关掉电视机或收音机，要让老年人感觉吃饭是一件愉快的活动，以引发他们进餐的兴趣。

2. 固定用餐时间

注意让老年人养成规律用餐的习惯，每天在固定的时间用餐。

3. 帮助识别食品

为了避免老年人在不能判断食物种类时发生的焦虑，在用餐前先帮助其识别，再协助用餐。

4. 帮助识别餐具

识别餐具时要先进行示范，并引导老年人一件一件识别，以便于记忆。

5. 鼓励老年人自己进食

即使老年人进食困难，也要帮助他们最大限度发挥自行进食的能力，以延缓进食功能的下降速度。

6. 陪伴用餐

一起用餐的过程既有助于增进老年人与护理员之间的关系，又有助于老年人维护用餐的运动功能。护理员的用餐行为可以为老年人提供用餐动作的示范和提示。老年人可以模仿护理员的动作。

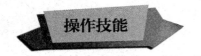

协助失智老年人识别食品和餐具照护

情景描述：李爷爷，80岁，中学文化，进行性记忆力减退6年，目前不仅忘记刚做过的事情，过去的经历也变得模糊，不能辨认熟悉的食物，无法识别筷子和汤勺的用途，叫不出食品名称或不能正确使用餐具时会焦虑，需要在陪伴和帮助下才能进餐。有时表现为食欲亢进，有时厌食，有时吃饭时突然站起来无目的地走动，确诊为失智症，入住养老机构，现在护理员要协助李爷爷识别食品和餐具。

步骤1　工作准备

（1）环境整洁、安静、安全。餐桌1张，椅子2把，分别摆放于餐桌两侧。

（2）着装整齐，用七步洗手法洗净双手，掌握老年人进食及活动情况。

（3）准备馒头2个、包子2个、炒菜适量，均放入餐盘。西红柿鸡蛋汤2小碗。汤勺2个、筷子2双、餐巾1条、餐巾纸1包、免洗洗手液1瓶。

步骤2　沟通与观察

（1）护理员："爷爷好！我来陪您吃饭好吗？"端餐盘携食品进入老年人房间，将馒头、包子、炒菜、西红柿鸡蛋汤、餐巾纸摆放在餐桌上，协助老年人在餐桌旁坐稳，围上餐巾。护理员坐在餐桌对面与老年人共同进餐。

（2）护理员："您看一下，咱们今天吃的是什么呢？"老年人说不出名称，有些着急并出汗。经过观察，老年人神志清楚，对不能辨别熟悉食品有焦虑情绪，活动能力尚好，尚能配合操作。

步骤3　识别食品及餐具

（1）识别食品。

1）识别馒头。再次洗手，从餐盘内取出一个馒头，引导老年人辨认。护理员："爷爷，您看这是馒头吗？吃一口尝尝好吗？""记住啊，白白胖胖没有馅的是馒头。"

2）识别包子。从餐盘内取出一个包子，引导老年人识别。护理员："爷爷您看这是包子吗？"并掰开一半递给老年人。护理员："里面有馅呢，记住，白白胖胖有褶、有馅的是包子。"

（2）识别餐具。

1）识别筷子。老年人拿起筷子伸到西红柿鸡蛋汤碗里，喝不到汤有些烦躁。护理员引导夹菜。护理员："爷爷别急，咱们吃菜。""这是筷子，筷子是用来夹菜的。"

2）识别汤匙。取汤匙，喝一口汤。护理员："爷爷，我们一起喝汤吧。"引导老年人识别汤匙，学着自己的样子用汤匙喝汤。"这是汤匙，是喝汤用的。"

步骤4 协助进餐

（1）陪同老年人一起用餐。

（2）根据老年人意愿，安排老年人维持进餐体位、休息或活动，30分钟以后再取平卧位。

步骤5 鼓励表扬

对老年人的良好表现及时给予鼓励与表扬，以维护进餐的兴趣和能力。

步骤6 整理记录

（1）整理用物，保持环境整洁，餐巾、餐具清洗备用。

（2）洗手，记录协助老年人识别食物、餐具的表现和照护措施。

注意事项

（1）老年人近时记忆明显下降，指导老年人识别食品和餐具，一次只能识别一种，并且要反复进行。

（2）失智老年人是成年人，交流方式要使用成人方式。

（3）为了便于理解，对老年人讲话速度要缓慢、直接，使用简短、熟悉的句子。询问时，一次只问一个问题，要给予老年人足够的时间进行思考和回答。

（4）老年人进餐时尽量保持环境安静，减少活动和刺激。

（5）操作全过程要尊重老年人，有爱心，体现人文关怀。

（6）观察对老年人进行识别食品训练后，是否能够维护老年人进餐兴趣，促进老年人正常进餐。

（7）观察对老年人进行识别餐具训练后，是否能够维持老年人使用餐具的能力，达到正常进餐的目的。

学习单元 2　协助观察失智老年人的异常行为

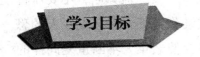

了解失智老年人的异常饮食行为

能观察失智老年人的异常饮食行为

　　随着失智症病情的加重，失智老年人感知功能进一步衰退，部分老年人会出现异常饮食行为，有时表现为食欲亢进，不知饥饱；有时表现为厌食，拒绝进餐；有时食物含在口中，久久不咽下；有时吃不是食物的物品，如纸巾、塑料袋、卫生纸、棉花、肥皂、香烟、药品包装、牙签、扣子、硬币、大便等。为了改善老年人异常饮食行为，对这个阶段的失智老年人，需要加强进餐管理和照护。

一、失智老年人异常饮食行为的原因

1. 认知功能减退

　　失智老年人的认知功能随着病情的进展会严重下降，如同尚未接触世界的婴儿一样，不能区分什么东西可以吃，什么东西不能吃，也不知道什么行为是危险的。

2. 视力减退

　　老年人视力下降，无法正确分辨自己吃的食物是否正确，识别不清眼前的物品，将不是食物的东西当做食物放进嘴里。

3. 味觉功能衰退时

　　老年人味觉功能衰退，将不是食物的物品放进嘴里，但是感觉不到味道。

4. 饱腹感不敏感

　　失智老年人因为记忆力下降，同时由于大脑对饱腹感不敏感，因此容易觉得饥饿，同时会很快忘记自己刚刚进食，看见身边有些看上去好像是食物的东西，就可能会不自觉地拿起来当作食物吃进去。

5. 人格改变

　　在失智症的病程中，老年人可能伴有人格的改变，出现精神行为的异常。老人会出现对人不和善，而变得越发冷漠，甚至会出现不符合社会规范的行为，也容易出现吃纸巾、垃圾、烟头等异常进食行为。

二、失智老年人异常进食行为的应对方法

1. 当老年人把不是食物的东西吃进嘴里时，护理员不要惊慌喊叫，不要斥责发怒，也不要试图强行取出。因为任何强硬的语调或动作，都会引起老年人的恐惧，留下惊恐的记忆和不安的情绪，这些记忆或情绪会使老年人不断重复同样的行为。

2. 发现老年人误食异物时，要沉着冷静，心平气和地与老年人沟通。可以采取规劝其漱口或刷牙的方法，也可以引诱其吃日常喜欢的食品，通过转移注意力让老年人自发地张口，吐出口中的异物，或趁机取出异物。取异物时，护理员要注意保护自己手指，避免被咬伤。

3. 如果老年人吞咽了容易造成危险的纸巾、塑料袋、洗手液、香烟、电池、钉子、带尖锐锡纸包装的药品等时，护理员应尽快联系医生，及时就医，避免发生意外。

4. 为了避免异常进食行为的发生，护理员要注意日常观察，发现老年人容易把某种异物当成食品时，要妥善保管。

5. 注意间断地给予老年人一些小零食或主动为老年人提供一些糖果之类的食品。防止老年人在出现空腹感时或想要往嘴里放东西时，将异物当作食品误食。

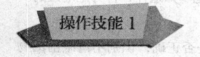
操作技能 1

协助失智老年人改善异常进食行为

情景描述：李爷爷，78岁，中学文化，进行性记忆力减退6年，目前不仅忘记刚做过的事情，过去的经历也变得模糊，不能辨认熟悉的食物，无法识别筷子和汤勺的用途，叫不出食品名称或不能正确使用餐具时会焦虑，需要在陪伴和帮助下才能进餐。最近还出现异常饮食行为，有时表现为食欲亢进，有时厌食，有时吃饭时突然站起来无目地地走动，有时会把香皂、卫生纸当作食品进食，劝阻他时有骂人、打人的现象。确诊为失智症，入住养老机构，现在护理员要协助李

爷爷改善异常进食行为。

步骤1　工作准备

（1）物品：馒头2个，炒菜适量均放入餐盘，西红柿鸡蛋汤2小碗，水杯1个，汤勺2个，筷子2双，餐巾1条，餐巾纸1包，免洗洗手液1瓶，餐桌及餐椅等。

（2）环境整洁、安静、安全，温湿度适宜。餐桌1张、椅子2把，分别摆放于餐桌两侧。

（3）着装整齐，用七步洗手法洗净双手。掌握老年人异常饮食及活动情况。

（4）老年人按季节着装，提前口服餐前药物和处理大小便等问题。

步骤2　沟通与观察

（1）携食品进入老年人房间，将食品、水杯、餐巾纸摆放在餐桌上，协助老年人在餐桌旁坐稳，围上餐巾，坐在老年人对面。护理员："爷爷好！我来陪您吃饭好吗？"

（2）经评估老年人神志清楚，情绪尚稳定，活动能力尚好，尚能配合操作。

步骤3　实施

（1）协助进食。

1）护理员再次洗手，从餐盘内取馒头吃了一口，并且用筷子夹菜、用汤勺喝汤。

2）引导老年人识别食物、餐具，共同进餐。护理员："爷爷，我们一起吃饭。"

（2）应对异常进餐。

1）老年人看了看餐桌，手拿筷子突然站起来，走到洗手盆旁边，拿起香皂咬了一口。

2）照护员站起来："爷爷要刷牙啊？"快速取来牙刷，"来，张口，我帮您刷牙。"

3）老年人一张口，就快速将老年人口中的肥皂取出，同时顺势将老年人手中的香皂拿走。

（3）应对攻击行为。

1）老年人情绪激动，用筷子打人。

2）护理员迅速将餐桌上餐碗、餐碟、杯子、汤匙等物品移到老年人拿不到的地方，站在稍远离老年人的位置，安抚老年人情绪并慢慢引导其坐到餐桌对面的沙发上。

3）引导老年人看画报，再趁机取走老年人手中的筷子，协助老年人漱口。

（4）引导进餐。

1）护理员用汤匙盛少许炒菜，喂给老年人吃，引导老年人感觉饭菜比香皂好吃。护理员："爷爷尝尝，这菜可好吃了。"

2）确认老年人情绪稳定后，重新加热食品，摆放在餐桌上，帮助其回到餐桌前坐好，继续进食。

（5）对老年人的良好表现及时给予鼓励与表扬，以维护进餐的兴趣和能力。护理员："爷爷真棒！"

步骤4　整理记录

（1）协助进餐完毕，保持进餐体位30分钟，安排老年人休息。

（2）整理用物，保持环境整洁，餐巾、餐具清洗备用。

注意事项

（1）对老年人的异常饮食行为要冷静应对，不要横加指责，避免异常行为更加严重。

（2）发现老年人有攻击行为时，迅速将可能造成伤害的物品移至老年人不可触及的位置，避免发生伤害。

（3）对老年人感兴趣的异物进行妥善保管，避免老年人误食。

（4）操作全过程要沉着冷静、有耐心、体现对老年人的人文关怀。对老年人的攻击倾向，要警惕、观察、防护，不仅要保护老年人安全，而且要保护自身免受伤害。

（5）在老年人发生异常进食行为时，要采取合理、有效的措施，避免老年人误食异物，预防意外事件的发生。

操作技能2

照护不知饥饱的失智老年人

情景描述：张爷爷，80岁，患有失智症，住在养老机构，近一个月来，张爷爷每天午餐刚吃完不到1小时，又嚷着肚子饿，非常想吃饭，还说他从起床到现在就没吃过任何事物，抱怨护理员不给他食物吃，实际是张爷爷不仅吃了早餐，而且也吃了午餐。近期老年人常常吃了东西说没吃，不给他吃的他就生气、骂人。现在护理员应如何照护张爷爷?

步骤1　判断识别

确定老年人进餐完毕不超过1小时。

步骤2　工作准备

（1）室内环境整洁，温湿度适宜。

（2）衣着整洁，洗净双手。

（3）准备加餐食物：如香蕉、苹果、饼干等。

步骤3　沟通提醒

提醒老年人并帮助其回忆吃完饭不到1小时，肚子不饿。

步骤4　加餐

由于护理员不给张爷爷吃东西，他会生气、骂人，可以在两餐之间提供膳食纤维含量高、热量低的食物或辅以少量的水果、饼干等。携食品进入老年人房间，将食品、水杯、餐巾纸摆放在餐桌上，协助老年人进餐。

步骤5　整理记录

（1）整理用物，保持环境整洁，餐巾、餐具清洗备用。

（2）洗手，记录老年人的进食量、时间和照护措施。

注意事项

（1）早发现，早干预，给失智老年人安排规律的生活作息。

（2）每次饭后应用打钩的形式进行记录。

（3）当老年人出现异常情绪时，应尽量安慰老年人，解释刚吃完饭不久，告诉老年人吃多了不利于消化，必要时准备膳食纤维含量高的加餐食物。

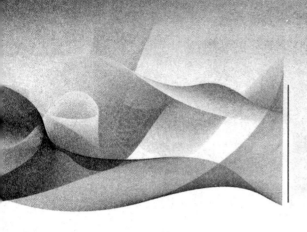

职业模块 ③
康复服务

内容结构图

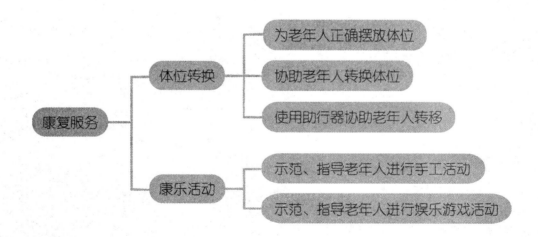

康复服务
- 体位转换
  - 为老年人正确摆放体位
  - 协助老年人转换体位
  - 使用助行器协助老年人转移
- 康乐活动
  - 示范、指导老年人进行手工活动
  - 示范、指导老年人进行娱乐游戏活动

培训课程 **1**

体位转换

学习单元 1　为老年人正确摆放体位

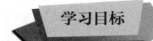

了解良肢位摆放的重要性

熟悉为老年人正确摆放体位的注意事项

能为老年人正确摆放体位

一、良肢位的概念

良肢位又称抗痉挛体位，是为了保持肢体的良好功能、防止和对抗痉挛的出现，从治疗与护理的角度出发而设计的一种临时性体位。脑卒中患者早期良肢位的摆放可为后期治疗打下良好的基础，不同程度地降低患者致残率，让患者重返社会，减轻家庭、社会负担。偏瘫患者、肌力在 2 级以下的患者、长期卧床的患者均需摆放良肢位，需每 2 小时更换一次体位。

二、良肢位摆放的目的

1. 防止压疮发生。

2. 防止肺部感染和泌尿系感染。

3. 防止关节挛缩、畸形的发生。

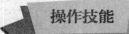

操作技能

为老年人摆放床上正确体位

步骤1　告知

（1）告知老年人仰卧位（健侧卧位、患侧卧位、床上坐位）和肢体正确摆放的重要性和配合要点，取得老年人配合。

（2）态度和蔼，语言亲切。

步骤2　评估

（1）评估老年人一般情况（如生命体征、意识及认知等）及配合程度。询问并提前帮助老年人解决饮水、大小便等需求。

（2）注意观察老年人有无痛苦表情，肌肉有无萎缩，关节有无僵硬，皮肤有无压疮。

步骤3　工作准备

（1）室内整洁，温湿度适宜，若天气寒冷则应关闭门窗。

（2）服装整洁，洗净并温暖双手。

（3）软枕或体位垫若干个、记录单、笔。

步骤4　摆放体位

（1）仰卧位如图3-1所示。

1）打开盖被，"S"形折叠至对侧，寒冷天气应注意保暖；平整床铺，为老年人选择高度适宜的枕头，使老年人面部朝向患侧。

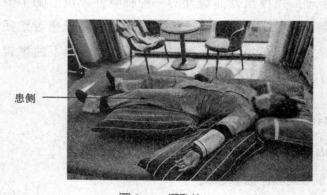

图3-1　仰卧位

2）将老年人患侧上肢的关节伸展并放在长软枕上，手心向上，手指分开。

3）在老年人患侧臀部外侧垫薄软枕，支撑患侧髋部。

4）踝关节背屈，保持足尖向上，防止足部下垂。

（2）健侧卧位，患侧在上，如图3-2所示。

1）协助老年人翻身至健侧卧位。将床铺平整。

2）将老年人头部固定在枕头上。

3）在老年人背后放大软枕，使身体放松，让老年人身体略前倾。

4）将老年人健侧上肢自然放置。

5）将老年人患侧上肢向前平伸，下垫长软枕，使患侧上肢和身体成90～130度角，肘伸直，手腕、手指伸展放在软枕上，避免腕、手悬空。

6）在老年人患侧下肢垫软枕，下肢摆放在一步远的位置，髋膝关节自然弯曲，避免足悬空。

7）将老年人健侧下肢自然伸直，膝关节自然弯曲。

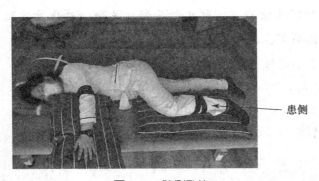

患侧

图3-2　健侧卧位

（3）患侧卧位，健侧在上，如图3-3所示。

1）协助老年人翻身至患侧卧位，将床铺平整。

2）将老年人固定在枕头上。

3）在老年人背后放大软枕，使老年人身体略后仰靠在枕头上，身体放松。

4）将老年人患侧上肢向前平伸放在软枕上，与身体成80～90度角，肘关节尽量伸直，手指张开，手心向上。

5）将老年人健侧上肢自然放于身上。

6）老年人患侧下肢髋部伸展，微屈膝。

7）将老年人健侧下肢摆放成踏步姿势，下垫软枕，膝关节和踝关节自然微屈。

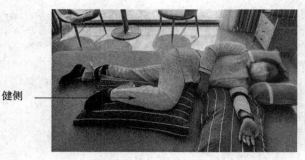

健侧

图3-3　患侧卧位

步骤5　整理记录

（1）为老年人盖好盖被，整理好床单位。

（2）洗手，记录体位及老年人身体情况。

（3）如有异常情况及时报告。

注意事项

（1）康复训练应在专业康复治疗师指导下进行。

（2）仰卧位时间尽量减少，防止骶尾部、足跟、外踝处皮肤发生压疮。避免被子太重，压迫偏瘫足，造成足尖外旋。

（3）注意每2小时给老年人翻身，变换体位。

　相关链接

坐位肢体摆放方法

1. 床上坐位肢体摆放方法

（1）协助老年人坐在床上，平整床铺。

（2）在老年人下背部放大软枕。

（3）使老年人上身坐直。

（4）老年人髋部呈90度角屈曲，重量均匀分布于臀部两侧。

（5）可在老年人双膝下垫一软枕，使双膝微屈。

（6）在老年人身前放置调节桌，桌上放软枕，将老年人上肢放在软枕上，如图3-4所示。

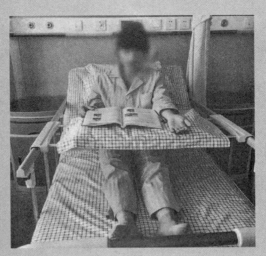

图 3-4　床上坐位

2. 坐在椅子或轮椅上的肢体摆放（见图 3-5）

（1）在老年人背部放置一个枕头。

（2）老年人双手前伸，将肘部放在桌上或软枕上。

（3）双足平放。

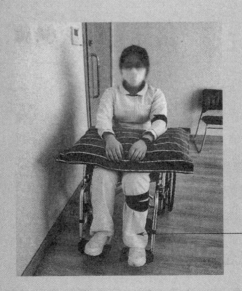

患侧

a）

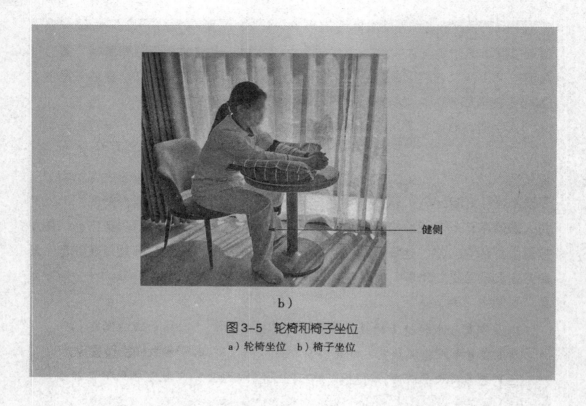

健侧

b）

图3-5 轮椅和椅子坐位

a）轮椅坐位 b）椅子坐位

学习单元 2 协助老年人转换体位

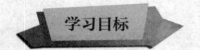

了解体位转换的重要性

熟悉为老年人进行体位转换的注意事项

能为老年人进行体位转换

一、体位转换的概念

体位一般指人的身体位置和姿势，在临床上通常指的是根据治疗、护理以及康复的需要，所采取的能保持的身体位置和姿势。常用的体位有仰卧位、侧卧位、俯卧位、半卧位、坐位。

体位转换是指通过一定的方式改变身体的位置或姿势。

二、体位转换的目的

定时体位转换，可以促进卧床老年人的血液循环，预防压疮、坠积性肺炎、尿路感染、肌肉萎缩、关节变形、肢体挛缩等并发症的发生，以保障康复治疗及康复护理预期效果的实现。

三、体位转换的原则

在卧床老年人体位转换过程中，护理员协助的原则是：老年人能够独立进行体位转换时尽量不要去帮助；能提供少量帮助时不要提供大量帮助；被动转移作为体位转换最后的选择方式。当老年人存在认知障碍时，不要勉强其进行体位转换。老年人体重较大或转移距离较远时可使用滑布、移位机、移乘板、移位带等辅助设备（见图 3-6 至图 3-9）。

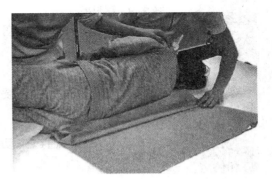

图 3-6　滑布

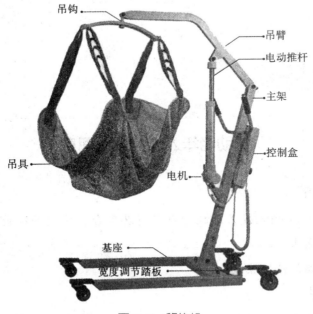

图 3-7　移位机

163

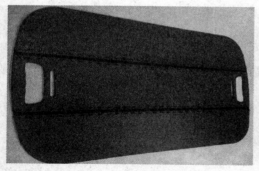
图3-8　移乘板

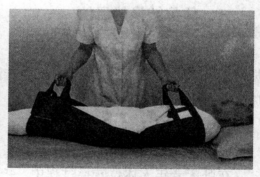
图3-9　移位带

四、体位转换的方式

根据老年人在体位转换过程中需要帮助的程度，可分为独立转移、辅助转移和被动转移三种方式。

独立转移是指老年人自己通过主动努力完成体位转换的动作，并保持身体姿势和位置。

辅助转移是指老年人不能独自完成，需要他人协助的转移方式。

被动转移是指老年人完全依赖外力搬动变换体位，并利用支撑物保持身体姿势和位置。

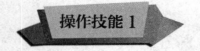

协助老年人床上被动翻身

步骤1　告知

（1）告知老年人要进行床上翻身以取得其配合，询问并提前帮助老年人解决饮水、大小便等需求。

（2）态度和蔼，语言亲切。

步骤2　评估

（1）评估老年人一般情况（如生命体征、意识及认知等）及配合程度。

（2）注意观察老年人有无痛苦表情，肌肉有无萎缩，关节有无僵硬，皮肤有无压疮。

步骤 3　工作准备

（1）室内整洁，温湿度适宜，若天气寒冷则关闭门窗。

（2）服装整洁，洗净并温暖双手。

（3）软枕或体位垫若干个、记录单、笔。

步骤 4　操作方法

（1）站在老年人床边，将老年人的头部偏向自己一侧，帮助其将双手放在胸前，健侧手握住患侧手。帮助老年人双下肢弯曲，双足踩在床面上。

（2）一手扶住老年人对侧肩部，另一手扶住老年人髋部，翻转老年人身体呈健侧（或患侧）卧位，如图 3-10 所示。

（3）整理老年人衣服，盖好盖被，整理床单位。

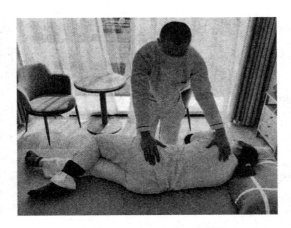

图 3-10　协助老年人床上被动翻身

步骤 5　整理记录

洗手，记录协助翻身的时间、体位、老年人的反应，如有异常情况及时报告。

注意事项

（1）翻身过程中注意观察老年人肢体情况，避免拖、拉、拽、推，以免挫伤皮肤或引起骨折。

（2）对留置输液、导尿管的老年人转换体位前先将管路妥善安置固定，转换体位后注意检查管路，确保通畅。

（3）体位转换时注意保护老年人安全。

（4）全过程动作要轻稳、准确、熟练、节力、安全，体现人文关怀。

（5）对于体重较重的老年人，一人翻身困难者，可由两人共同完成。

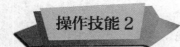

操作技能 2

协助老年人床上自主翻身训练

步骤 1　告知

（1）告知老年人要进行床上翻身以取得其配合，询问并提前帮助老年人解决饮水、大小便等需求。

（2）态度和蔼，语言亲切。

步骤 2　评估

（1）评估老年人一般情况（如生命体征、意识及认知等）及配合程度。

（2）注意观察老年人有无痛苦表情，肌肉有无萎缩，关节有无僵硬，皮肤有无压疮。

步骤 3　工作准备

（1）室内整洁，温湿度适宜，若天气寒冷则关闭门窗。

（2）服装整洁，洗净并温暖双手。

（3）软枕或体位垫若干、记录单、笔。

步骤 4　操作方法

（1）自主向健侧翻身训练如图 3-11 所示。

1）站在老年人健侧保护，老年人仰卧在床。

2）嘱老年人头转向健侧，用健侧手握住患侧手放在腹部，十指交叉，患侧拇指压在健侧拇指上。老年人健侧腿屈膝，插入患腿下方，协助其健侧脚插入患侧腿的下方钩住患侧的踝部。

3）双上肢前伸，与躯干成 90 度，指向天花板，做左右侧方摆动 2~3 次，借助摆动的惯性使双上肢和躯干一起翻向健侧。

（2）自主向患侧翻身训练如图 3-12 所示。

1）站在老年人患侧保护，老年人仰卧在床。

2）护理员嘱老年人头部转向患侧，用健侧手握住并拉起患侧手，患侧手拇指压在健侧手拇指上。老年人健侧腿屈膝，脚平放于床面。

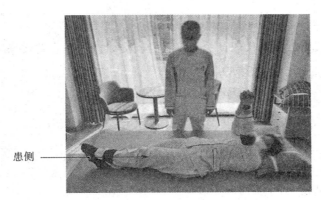

图 3-11　自主向健侧翻身训练

3）双上肢前伸，与躯干成 90 度，指向天花板，做左右侧方摆动 2~3 次，当摆向患侧时，借助惯性使双上肢和躯干一起翻向患侧。

4）询问老年人自主翻身训练掌握情况，基本掌握后，再开始下一次训练。老年人无不适后，再重复以上动作，持续训练 30 分钟。训练完毕，协助老年人取舒适卧位休息。

（3）询问老年人感受，整理老年人衣服，盖好盖被，整理床单位。向老年人说明下次训练时间。

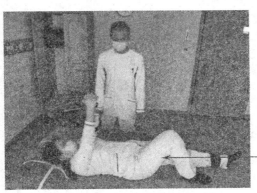

图 3-12　自主向患侧翻身训练

步骤 5　整理记录

洗手，记录协助自主翻身训练的时间、老年人的反应等，如有异常情况及时报告。

注意事项

（1）若老年人力量不够，可在训练初期协助其翻身。

（2）训练过程中随时观察老年人反应，及时擦净汗液，避免着凉。有进步表现时及时给予鼓励，发现异常，应立即停止训练并报告医护人员。

（3）对留置输液、导尿管的老年人转换体位前先将管路妥善安置固定，转换体位后注意检查管路，确保通畅。

（4）体位转换时要注意保护老年人安全。

（5）康复训练要在专业康复师的指导下有计划性、规律性、持之以恒地进行。

 相关链接

床上主动翻身训练的作用

1. 可增强脑卒中患者的躯干控制能力。

2. 可提高上下肢肌力和平衡协调能力。

3. 避免长期卧床导致的压疮、骨质疏松和关节粘连。

4. 为床下活动、步态训练和生活活动自理能力训练做好准备。

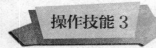 操作技能3

协助老年人从仰卧位到床边坐起

步骤1　告知

（1）告知老年人要进行从仰卧位到床边坐起的体位转换，以取得其配合，询问并提前帮助老年人解决饮水、大小便等需求。

（2）态度和蔼，语言亲切。

步骤2　评估

（1）评估老年人一般情况（如生命体征、意识及认知等）及配合程度。

（2）注意观察老年人有无痛苦表情，肌肉有无萎缩，关节有无僵硬，皮肤有无压疮。

步骤 3　工作准备

（1）室内整洁，温湿度适宜，寒冷天气关闭门窗。

（2）服装整洁，洗净并温暖双手。

（3）软枕或体位垫若干、记录单、笔。

步骤 4　操作方法

（1）站在老年人将要坐起一侧的床边，协助老年人翻转身体呈侧卧位。若老年人身体条件允许，尽量训练老年人自主完成翻身并注意保护。

（2）协助床边坐起

1）协助老年人将双下肢垂放到床边，一手从老年人颈肩下方插入颈后（或从老年人腋下插入背后），扶住老年人颈肩后面向上扶起，另一手扶住老年人髋部，同时叮嘱老年人一起抬头，并用健侧上肢支撑床面，以老年人髋部为轴，协助老年人向上坐起，转换身体为坐位，如图 3-13 所示。

2）扶老年人在床边坐稳，询问老年人感受，观察老年人有无不适反应。

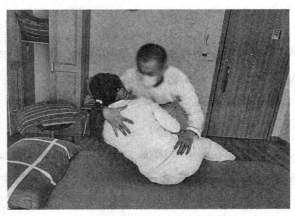

图 3-13　协助老年人从仰卧位到床边坐起

（3）协助躺下

双手扶住老年人肩部，嘱咐老年人用健侧手支撑床面，慢慢向床上倒下，躺在床上。协助老年人将双下肢移动到床上。

（4）协助老年人调整至舒适卧位。

步骤 5　整理记录

（1）为老年人整理好衣服和床单位，为老年人盖好被子。

（2）洗手，记录老年人翻身及身体情况。

（3）如有异常情况及时报告。

注意事项

（1）长期卧床的老年人容易头晕，从卧位转换成坐位时动作要缓慢。

（2）对留置输液、导尿管的老年人转换体位前，先将管路妥善安置固定，转换体位后注意检查管路，确保通畅。

（3）体位转换时注意保护老年人安全。

（4）体重较大的老年人可使用移位带等辅助设备协助转换。

（5）体位转换时注意保护老年人安全。

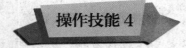

指导老年人自主从仰卧位到床边坐起

步骤1　告知

（1）告知老年人要进行从仰卧位到床边坐起的体位转换，以取得其配合，询问并提前帮助老年人解决饮水、大小便等需求。

（2）态度和蔼，语言亲切。

步骤2　评估

（1）评估老年人一般情况（如生命体征、意识及认知等）及配合程度。

（2）注意观察老年人有无痛苦表情，肌肉有无萎缩，关节有无僵硬，皮肤有无压疮。

步骤3　工作准备

（1）室内整洁，温湿度适宜，寒冷天气关闭门窗。

（2）服装整洁，洗净并温暖双手。

（3）软枕或体位垫若干、记录单、笔。

步骤4　操作方法

（1）指导老年人从健侧自主坐起。

1）站在老年人健侧保护，指导并适当协助老年人完成从仰卧位到健侧卧位自主翻身。

2）指导老年人用健侧脚钩住患侧脚，将双腿移至床边（见图3-14a）。

3）指导并协助老年人用健侧手、肘支撑床面，以髋部为轴，使上身向上完成坐起并坐稳（见图 3-14b、图 3-14c）。

4）注意保护，并询问老年人感受，有无头晕等情况。

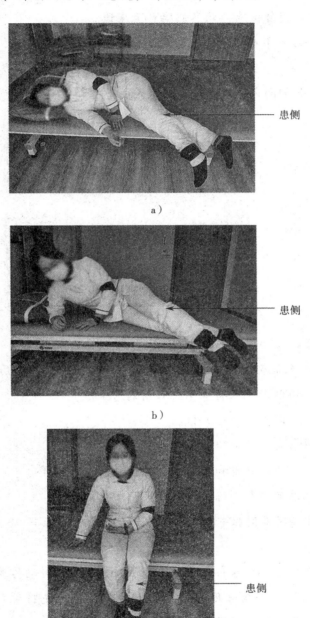

a）

b）

c）

图 3-14　指导老年人从健侧自主坐起

a）双腿移至床边　b）肘支撑床面　c）上身坐起

（2）指导老年人从患侧自主坐起（见图3-15）。

1）站在患侧保护，指导并适当协助老年人完成从仰卧位到患侧卧位自主翻身。

2）指导老年人用健侧脚协助患侧脚移至床边。

3）指导并协助老年人用健侧手、肘支撑床面，以髋部为轴，使上身向上完成坐起并坐稳。

4）注意保护并询问老年人感受，如有无头晕等情况。

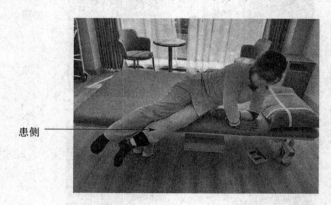

患侧

图3-15 指导老年人从患侧自主坐起

（3）协助躺下

双手扶住老年人肩部，嘱咐老年人慢慢向床上倒下，适时用健侧手、肘支撑床面，躺在床上。协助老年人将双下肢移动到床上。

（4）协助老年人调整至舒适卧位。

步骤5 整理记录

（1）为老年人整理好衣服和床单位，为老年人盖好被子。

（2）洗手，记录老年人训练及身体情况。

（3）如有异常情况及时报告。

注意事项

（1）长期卧床的老年人容易头晕，从卧位转换成坐位时动作要缓慢。

（2）对留置输液、导尿管理的老年人转换体位前，先将管路妥善安置固定，转换体位后注意检查管路，确保通畅。

（3）体位转换时注意保护老年人安全。

（4）体重较大的老年人可使用移位带等辅助设备协助转换。

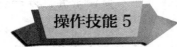

协助老年人完成从坐到站、从站到坐的体位转换

步骤1　告知
（1）态度和蔼，语言亲切。

（2）向老年人说明要训练的动作，解释示范动作的步骤。

步骤2　评估
（1）评估老年人一般情况（如生命体征、意识及认知等）、配合程度以及鞋子防滑性。

（2）注意观察老年人有无痛苦表情，肌肉有无萎缩，关节有无僵硬，皮肤有无压疮。

步骤3　准备工作
（1）室内整洁宽敞，无障碍物。

（2）服装整洁，了解老年人身体状况及活动能力。

（3）高度适宜的椅子一把、保护性腰带。

步骤4　操作方法
（1）协助站立训练，如图3-16所示。

1）老年人坐在椅子上，身体尽量挺直，两脚平放，与肩同宽，患侧脚稍偏后。

2）老年人双手十指相扣，患侧拇指在上，双臂向前伸出。

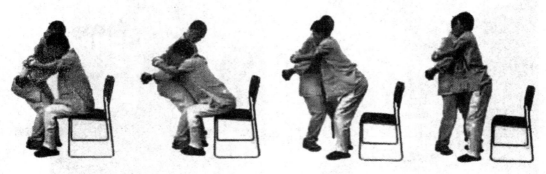

图3-16　协助站立训练

3）站在老年人对面，靠近患侧，弯腰屈膝。一手扶住老年人健侧手臂，另一手从老年人患侧身后抓住老年人的保护腰带。

4）引导老年人身体前倾，重心向患侧压，并协助老年人臀部离开椅子，慢慢站起。

5）协助老年人站稳并调整重心至双脚之间。

（2）主动站立训练，如图 3-17 所示。

1）首先示范主动站立的动作要领，待老年人明白动作要领后再进行训练。

2）老年人坐在椅子上，身体尽量挺直，两脚平放，与肩同宽，患侧脚稍偏后。

3）老年人双手十指相扣，患侧拇指在上，双臂向前伸出。

4）站在老年人患侧，注意引导和保护。

5）引导老年人身体前倾，重心前移，患侧下肢充分负重，臀部离开椅子，慢慢站直。

6）协助老年人站稳后，将重心调整至双脚之间。

（3）被动坐下。

1）老年人站在椅子前面，保持上身挺直，身体前倾，屈髋屈膝。

2）慢慢向后、向下移动臀部，坐在椅子上。

3）站在老年人患侧，一手拖住其患侧手臂，另一手从老年人身后抓住其保护腰带，跟随老年人的节奏慢慢弯腰屈膝，协助老年人坐下。

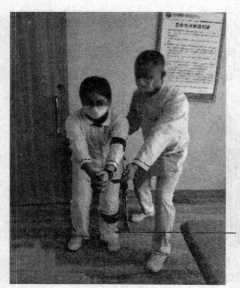
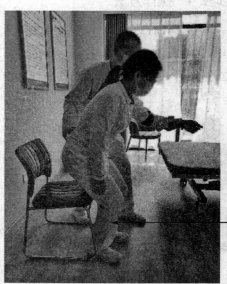

患侧　　　　　　　　　　　健侧

图 3-17　主动站立训练

（4）主动坐下。

1）首先示范主动站立的动作要领，老年人明白动作要领后再进行训练。

2）老年人站在椅子前面，保持上身挺直，双手十指相扣，患侧拇指在上，双臂向前伸出。

3）站在老年人患侧，注意保护。

4）老年人身体前倾，保持上身挺直，屈髋屈膝。

5）慢慢向后、向下移动臀部，坐在椅子上。

步骤 5　整理记录

（1）询问老年人转移感受，有无不适。

（2）洗手，记录老年人转移情况。

（3）如有异常情况及时报告。

注意事项

（1）训练时椅子的高度应适宜，椅子要结实，刚开始训练时可选择有扶手的椅子。

（2）无论起立还是坐下，首先都要身体前倾，上身挺直。

（3）体位转换时注意保护老年人的安全。

（4）训练要循序渐进，持之以恒。

学习单元 3　使用助行器协助老年人转移

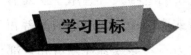

学习目标

了解助行器的种类

熟悉使用助行器转移的注意事项

能使用助行器协助老年人转移

一、助行器的概念

助行器是辅步行走的康复器具，通过器械的支撑，让腿脚不方便、有平衡功能障碍的老年人、患者、甚至失去行走能力的人保持身体平衡，能够行走。

二、助行器的分类

常用步行器简单可分为三大类：拐杖、步行器、轮椅。

1. 拐杖

拐杖是助行器的一种，由扶手、调节环（按钮）、橡胶垫组成。拐杖体积小，搬运操作方便。可帮助残疾人、老年人行走时增加稳定性，并能减少下肢的承重。拐杖大致可分为手杖、肘杖和腋杖，如图 3-18 所示。

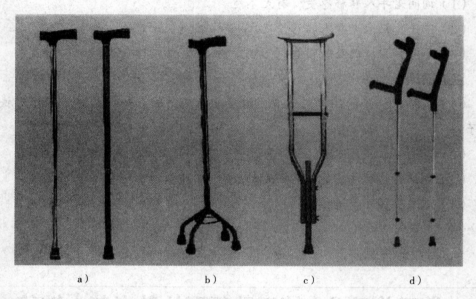

图 3-18　拐杖

a）单脚手杖　b）四脚手杖　c）腋杖　d）肘杖

平衡能力较差，下肢功能较好、上肢肌肉能力低下的老年人可选用手杖或肘杖。一般情况下选用 T 形手杖或带座拐杖。下肢截瘫或下肢功能较严重的患者和老年人可选用腋杖，腋拐最好成对使用，避免长期用力不均导致脊柱侧弯和背部疼痛。拐杖适用范围比较广，室内外、上下楼梯都适用。

2. 步行器

步行器是使用较为广泛的助步行走工具，由金属杆围成三面，底下有四个脚支撑。能提供前、左、右三个方向的支撑和保护，更能保持平稳。步行器作为轮椅到拐杖的过渡步行工具使用，适用于腿脚受伤、下肢手术后早期行走、使用拐杖吃力的患者和行走不稳、腿脚无力的老年人。四点步行器大致可分为框架式、前轮式、四轮式、坐式等，如图 3-19 所示。

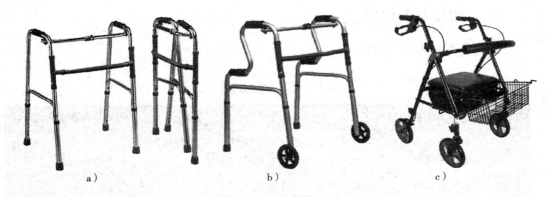

图 3-19　步行器
a）框架式　b）前轮式　c）四轮式、坐式

步行器比较轻，尺寸小，可以在家中走廊进行步行训练，也可在户外进行短距离的步行训练，或把它当作扶手使用，比如从床上或椅子起来，上厕所、洗澡时都可以使用。但如果地面不是很平坦或有台阶时要注意安全。

3. 轮椅

当老年人不能行走或行走困难时，可以通过借助轮椅转移扩大其生活范围。轮椅由轮椅架、车轮、靠背、脚踏板、扶手组成。轮椅种类较多，由于乘坐者的肢体功能不一，对轮椅的要求各异，按用途可以分为标准型轮椅、偏瘫用轮椅、站立轮椅等，另外还有适用于双上肢无力的电动轮椅等，如图 3-20 所示。

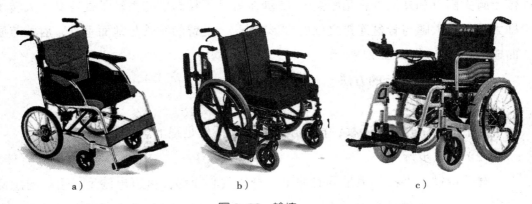

图 3-20　轮椅
a）标准型轮椅　b）偏瘫用轮椅　c）电动轮椅

轮椅支撑面积大，稳定性强。适用于下肢残疾、偏瘫、胸以下截瘫者及行动不便的老年人。但严重的臀部压疮或骨盆骨折未愈合者不适宜选用坐式轮椅。缺

乏足够视力、判断力和运动控制能力者不宜选用电动轮椅。

三、助行器的比较

助行器对比见表3-1。

表3-1 各种助行器对比列表

类别	特点	适用人群	适用场合	支撑重量
拐杖	体积小、搬运操作方便	多适用于步行不稳、轻度肢体功能障碍的老年人	室内外均可适用，上下楼梯可用	大约可以支撑25%的体重
步行器	支撑点多，支撑面积大，支撑力和稳定性强	适用于下肢有基本的支撑和跨步能力，肌力弱、平衡和协调能力较差的老年人	要求地面平坦，多为室内，不能上下楼梯	大约可以支撑50%的体重
轮椅	支撑面积大，稳定性强	下肢残疾、偏瘫、胸以下截瘫者及行动不便的老年人	要求地面平坦，不能上下楼梯	可以支撑100%的体重

四、手杖的使用

1. 手杖高度的选择

对拐杖使用者来说，持杖高度对保持正确站立和行走姿势，充分合理利用拐杖支撑力是非常重要的。长期持杖过低会形成驼背，持杖过高会使使用者上下台阶或楼梯时感到困难。确定手杖高度的办法：身体直立状态握住手杖，手杖脚垫位于脚尖前方和外侧方直角距离各15厘米处，手杖高度与大转子处等高（大转子即大腿外侧大腿与骨盆连接之处的方形隆起）。上臂的肱骨与地面垂直，肘关节屈曲成15度角。如图3-21所示。

2. 利用手杖步行的方法

（1）三点步行

健手持杖，先伸出手杖，再迈出患足，然后健足跟上。

（2）两点步行

健手持杖，手杖和患足同时伸出，身体重心前移，再迈出健足。手杖与患侧足作为一点，健侧足作为一点，交替支撑体重。对于偏瘫老年人要熟练掌握三点步行方法之后再练习两点步行法。

（3）利用拐杖上下楼梯

偏瘫老年人能够熟练在平地上行走后，可先试着在坡道上行走，然后再进行

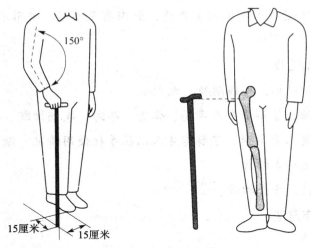

图3-21　手杖的选择

上下楼梯训练。

1）上楼梯。初学者为保持身体平衡可先将健足踏上一层台阶，手杖和患足支撑身体重心，然后重心前移，将手杖立在上一层台阶上，最后患足跟上，与健足并行。即顺序为：健足先上，手杖再上，患足后上。根据老年人肢体状况，熟练掌握后也可以练习健足、拐杖一起上，患足再跟上的上楼梯方法。

2）下楼梯。先将手杖立在下一级台阶上，患足下台阶，然后健足跟着移动下来。即顺序为：手杖先下，患足再下，健足后下。

上下楼梯训练应遵照健足先上、患足先下的原则。

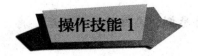

操作技能1

使用手杖协助老年人转移

步骤1　告知

（1）态度和蔼，语言亲切。

（2）向老年人说明使用手杖的重要性及配合要点。

步骤2　评估

（1）评估老年人一般情况（如生命体征、意识及认知等）、配合程度以及鞋子防滑性。

（2）注意观察老年人有无痛苦表情，肌肉有无萎缩，关节有无僵硬，皮肤有无压疮。

步骤3 准备工作

（1）地面整洁平坦，光线明亮，无积水。

（2）服装整洁，了解老年人身高、体重、年龄、疾病诊断、病情及进展情况。与家属和专业康复人员沟通，了解老年人以往手杖使用情况、活动能力和时间等。掌握使用手杖平地行走操作。

（3）四脚手杖，安全腰带。

步骤4 操作方法

（1）检查

1）使用前先教老年人检查手杖，保证完好。

2）检查内容：把手、橡胶垫、调节高度和方向的按钮完好。

（2）示范

1）语速缓慢地向老年人讲解手杖放置位置和使用中的注意事项。

2）示范三点式、两点式、上楼梯、下楼梯的行走方法。

（3）保护练习

1）为老年人系好安全保护腰带，指导老年人健侧手拿手杖，手握把手，手杖放在健脚外侧15厘米处，目视前方，保持身体直立。

2）站在患侧保护，一手托住老年人患侧手臂，另一手从背后抓住老年人的保护性腰带。

3）指令清晰，教老年人三点式行走，先手杖、再患侧、再健侧。熟练后，再分别教两点式行走、上楼梯、下楼梯的方法。

4）行走过程中，观察有无障碍物，并及时清理。

5）观察老年人行走的稳定性，有无异常表现。

6）询问老年人感受，老年人感到疲劳时应立刻休息。

步骤5 整理记录

（1）行走结束后，询问老年人使用手杖的感受和使用中存在的问题，以便下次改正解决。

（2）洗手，记录老年人训练及身体情况。

注意事项

（1）使用拐手杖前，要告知老年人相关注意事项。

（2）严格遵从医生或康复师对手杖的选择和步行的指导要求来指导老年人。

（3）手杖应放置在老年人随手可及的固定位置。

（4）行走中避免拉、拽老年人胳膊，以免造成骨折。

五、步行器的使用

步行训练的一般顺序是先站立进行起立训练，可以在平行杠里起立、步行，然后才能借助步行器或拐杖步行。因此使用步行器之前，老年人要具备站立能力和一定的平衡能力。步行器多需要双臂操作，若老年人单侧手臂没有活动能力，则不适合使用步行器。

1. 不带轮的步行器使用方法

不带轮式步行器（框架式交互式步行器），主要由框架、支角杆、支角和手柄组成，有手柄和多个支角，可折叠，高度也可以调节。步行器的支角使用防滑橡胶塞头，使支撑的面积比较大、稳定性比较好。步行器有一个装置，可调至交替向前扭动前行，这主要用于康复训练的初期。

当装置调至助行器固定成框架结构时，不能扭动，可以挪行或推行。使用方法如图 3-22 所示。

（1）步行器置于面前，老年人站立在框中，左右两边包围。

（2）双手提起（或挪动）助行器向前，放置在一步远的位置。

（3）双手支撑握住扶手，患足向前迈出，重心前移，健足向前跟上。

循环前进，即顺序为：移动步行器，患足迈出，健足跟上。

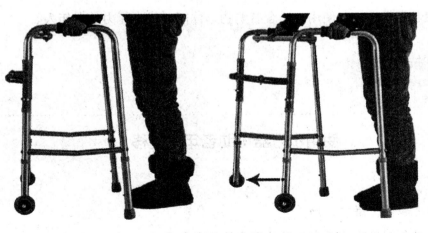

a）　　　　　　　　　　　b）

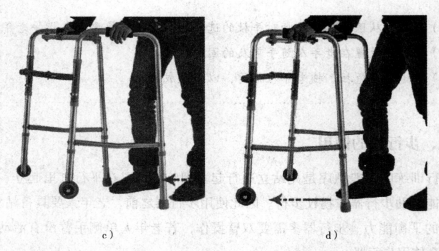

图 3-22　不带轮式步行器使用方法
a）原始状态　b）步行器向前扭动一步　c）脚向前迈一步　d）循环扭动迈步

和交互式结构相比，框架式主要用于康复后期训练，供有较好的上肢肌力以及一定的站立平衡能力的老年人使用。

2. 带轮的步行器使用方法

（1）两轮式步行器

步行器前支架安有两个轮子，后面的支角垫具有一定的摩擦力和防滑性能，使用时具有很好的方向性，比较容易推进。前进时直接推动或是提起后支角前移。此种步行器适合上肢肌力差，提起助行器行走困难的老年人。

（2）四轮式步行器

适合活动能力好的老年人。

（3）坐式步行器

一般在老年人外出时使用，适合有购物、休闲、代步能力的老年人。

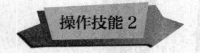

操作技能2

使用步行器协助老年人转移

步骤1　告知

（1）态度和蔼，语言亲切。

（2）向老年人说明使用步行器的重要性及配合要点。

步骤 2　评估

（1）评估老年人一般情况（如生命体征、意识及认知等），配合程度以及鞋子防滑性。

（2）注意观察老年人有无痛苦表情，肌肉有无萎缩，关节有无僵硬，皮肤有无压疮。

步骤 3　准备工作

（1）地面整洁平坦，光线明亮，无积水。

（2）服装整洁，了解老年人身高、体重、年龄、疾病诊断、病情及进展情况。与家属和专业康复人员沟通，了解老年人以往助行器使用情况、活动能力和时间等。掌握助行器平地行走操作。

（3）不带轮式步行器。

步骤 4　操作方法

（1）检查

1）使用前先教老年人检查步行器，保证其完好。

2）检查内容包括：步行器高度调节是否合适，框架是否牢固，四个脚是否有磨损，高度是否相同，卡槽是否固定好。

（2）示范

1）语速缓慢地向老年人讲解步行器使用中的注意事项。

2）示范不带轮式步行器的行走方法。

（3）保护练习

1）老年人坐在椅子上，护理员将步行器放置在老年人身前，协助老年人站起。

2）站在老年人身后保护，可先双手协助老年人扶步行器前进。

3）指令清晰，教老年人使用不带轮式步行器行走，先移动步行器、再移动患侧、最后移动健侧。

4）行走过程中，观察有无障碍物，并及时清理。

5）观察老年人行走的稳定性，有无异常表现。

6）询问老年人感受，老年人感到疲劳时应立刻休息。

步骤 5　整理记录

（1）行走结束，询问老年人使用步行器的感受和使用中存在的问题，以便下次改正。

（2）洗手，记录老年人训练情况及身体情况。

注意事项

（1）使用步行器前，告知老年人注意事项。

（2）严格遵从医生或康复师对步行器的选择和步行的指导要求来指导老年人。

（3）步行器前移时，提醒老年人要保持背部挺直。

六、轮椅的使用

1. 轮椅的选择

选择轮椅的基本原则是：位置稳定、舒适、使用方便、压力分布均匀、安全。如果选择轮椅不当，不仅会造成经济上的浪费，还会给老年人身体带来伤害。

（1）老年人坐上轮椅后双大腿与扶手之间应有 2.5 ~ 4 厘米的间隙，如果过宽，双臂推动轮椅时伸展过大，易疲劳，身体不能保持平衡，老年人坐轮椅休息时，双手也不能舒适地放在扶手上；如果过窄，则会磨损老年人臀部及大腿外侧皮肤，老年人上、下轮椅时也不方便。

（2）轮椅靠背的上缘应在腋下 10 厘米左右。靠背越低，身体的上部及双臂活动范围越大，功能活动越方便，但支持面会小，影响躯体平稳，因此，只有平衡性好、活动障碍较轻的老年人才要选择低靠背的轮椅。靠背越高、支撑面大，但会影响活动范围，所以要因人而异，选择合适的靠背高度。

（3）老年人坐上轮椅后坐垫的前缘离膝后为 6.5 厘米左右为宜。如座位过长会顶住膝后，压迫血管与神经组织，并且会磨损皮肤；如果座位过短，则会使臀部承受的压力增大，引起不适、疼痛、软组织受损及压疮。

（4）为了使老年人坐轮椅时感觉舒适和防止褥疮，轮椅的椅座上应放坐垫，坐垫可分散臀部压力。

（5）老年人前臂放置在扶手背上，肘关节屈曲正常约为 90 度角。如扶手过高，双肩易疲劳，推动轮环时容易造成上臂皮肤擦伤；扶手过低时，驱动轮椅易致上臂前倾，造成躯体从轮椅上倾出，如果长期处在前倾的体位操作轮椅，还可能导致脊柱变形、胸部受压，造成呼吸困难。

2. 轮椅的使用方法

（1）轮椅上下坡的方法（见图 3-23）

1）上坡时，护理员要保持身体平稳，手握轮椅把手缓慢用力，两臂保持屈曲，身体前倾，平稳向上推。

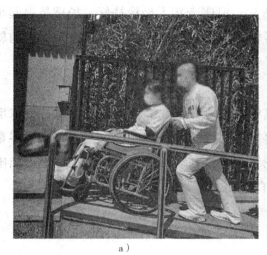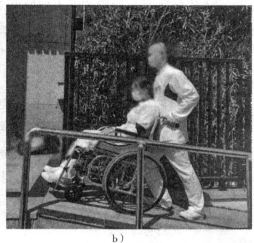

a)　　　　　　　　　　　　　　b)

图 3-23　轮椅上下坡的方法

a)上坡　b)下坡

2)下坡时，采用倒行的方法，叮嘱老年人坐稳扶好，护理员握紧把手，回头观察路面情况，缓慢倒退下坡，保证老年人安全。

（2）轮椅上下台阶的方法（见图 3-24）

1)上台阶时，叮嘱老年人坐稳扶好，护理员一脚踩住轮椅后侧倾倒杆，以两后轮为支点，使前轮翘起移上台阶，将前轮放置在台阶上，再以前轮为支点，抬起车把将后轮抬起，平稳移上台阶。

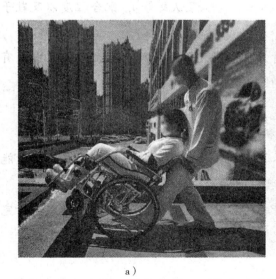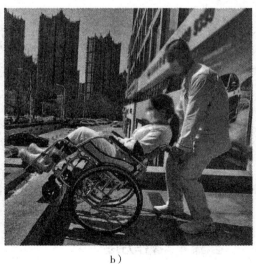

a)　　　　　　　　　　　　　　b)

图 3-24　轮椅上下台阶的方法

a)上台阶　b)下台阶

2）下台阶时，采用倒退下台阶的方法，叮嘱老年人坐稳扶好，护理员提起车把，缓慢将后轮移到台阶下，再以两后轮为支点，稍翘起前轮，轻拖轮椅至前轮移到台阶下，平稳放下轮椅。

（3）轮椅进出电梯的方法

进电梯时，护理员和老年人面向电梯，轮椅在前，护理员在后，直行进入电梯。进入电梯后护理员应先固定刹车再按电梯楼层按钮，电梯内空间狭小，尽量不要在电梯内转换方向。出电梯时，先解除轮椅制动，采用倒行方法缓慢退出电梯。注意电梯门的开合状态，以免夹到自己和老年人。

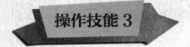

操作技能3

使用轮椅协助老年人转移

步骤1　告知

（1）态度和蔼，语言亲切。

（2）向老年人说明即将开始的轮椅转移，取得其配合。

步骤2　评估

（1）评估老年人一般情况（如生命体征、意识及认知等），配合程度以及鞋子防滑性。

（2）注意观察老年人有无痛苦表情，肌肉有无萎缩，关节有无僵硬，皮肤有无压疮。检查轮椅是否完好，可以正常使用。

步骤3　准备工作

（1）地面整洁平坦，无障碍物，无积水。

（2）服装整洁，了解老年人的身体状况和轮椅使用的情况，老年人的活动能力、活动时间及注意事项。掌握轮椅的操作方法。

（3）选择适合老年人的轮椅。轮椅的轮胎气压充足，刹车制动良好，轮椅完好，必要时备毛毯。

步骤4　操作方法

（1）推老年人遇到障碍物或转弯时要提示老年人，速度放慢，防止老年人头晕。

（2）按照要求推老年人进出电梯。

（3）上下坡时和上下台阶时要注意安全。下坡时采用倒车推行法，上台阶要先翘起前轮，再抬起后轮。

（4）转运过程中询问老年人的感受，老年人感到身体不适时应立刻休息，通知医护人员。

步骤 5　整理记录

（1）转运结束，询问老年人的感受，有无不适，以便改进操作方法。

（2）洗手，记录转运情况。

注意事项

（1）轮椅上脚踏板的使用要得当，以下两种情况下不需要使用：一是当护理员帮助老年人转移时，因护理员的腿要踏入轮椅的空隙处，架腿布会碍事；二是能做轮椅自行移动的老年人，为了使用轮椅的安全，需要撤掉架腿布。

（2）老年人每次乘坐轮椅的时间不可过长，轮椅的坐垫要舒适。每隔 30 分钟，要协助老年人站立或适当变换体位，避免臀部长期受压造成压疮。

（3）天气寒冷时可用毛毯盖在老年人腿上保暖。

（4）外出时间较长时为老年人准备好水杯、纸巾等物品。

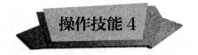

操作技能 4

协助老年人完成床至轮椅的转移

步骤 1　告知

（1）态度和蔼，语言亲切。

（2）向老年人说明要进行床椅转换动作，解释动作的步骤。

步骤 2　评估

（1）评估老年人一般情况（如生命体征、意识及认知等），配合程度以及鞋子防滑性。

（2）注意观察老年人有无痛苦表情，肌肉有无萎缩，关节有无僵硬，皮肤有无压疮。

步骤3 准备工作

（1）室内整洁宽敞，无障碍物。

（2）服装整洁，了解老年人身体状况及轮椅使用情况，掌握轮椅的操作。

（3）选择适合老年人的轮椅，检查轮椅的把手、扶手、靠背、坐垫、脚踏板、刹车是否完好，轮胎气压是否充足。

步骤4 由床转移到轮椅

（1）被动转移

1）将轮椅推至老年人床边，放在老年人健侧，与床沿成30～45度夹角，固定刹车，收起脚踏板。

2）协助老年人坐到床边，穿好防滑鞋。嘱咐老年人双手搭在护理员肩部，注意根据老年人患侧手的功能，合理摆放患侧手。

3）两脚分开，前腿呈弓步放在老年人两腿之间，控制好老年人患侧下肢，后脚靠近轮椅外侧轮，蹬地。双手扶老年人腰部将老年人扶起站稳。

4）以自己的身体为轴将身体转向轮椅，带动老年人身体移向轮椅并坐入轮椅。

5）叮嘱老年人扶好扶手，手扶老年人肩部，绕到轮椅后方，两臂从老年人背后两肋下伸入，将老年人身体向椅背后移动，使其身体坐满轮椅座位。

6）协助老年人调整为舒适坐姿，扣好安全带，双脚放在脚踏板上。

（2）协助转移

1）将轮椅推至老年人床边，放在老年人健侧，与床沿成30～45度夹角，固定刹车，收起脚踏板。

2）协助老年人坐到床边，穿好防滑鞋。

3）将老年人健侧身体向前移动，使老年人侧身坐在床边，叮嘱老年人健侧手扶住轮椅远侧扶手，健侧脚向前踏出一步，靠近轮椅中间位置，如图3-25所示。

4）双脚分开站立，一脚靠近轮椅远侧轮子，另一脚靠在老年人患脚外侧。

5）双膝微弯曲下蹲，双手扶抱住老年人腰臀部，嘱老年人患侧手放在其胸

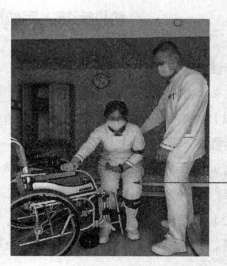

患侧

图3-25 从床转移到轮椅

前保护。

6）起立将老年人扶起，顺势带动老年人身体移向轮椅并坐入轮椅。

7）协助老年人调整为舒适坐姿，扣好安全带，双脚放在脚踏板上。

步骤 5　由轮椅转移到床

根据老年人身体情况、肌力、平衡力、稳定性等情况选择转移方式。若老年人腰部力量较差，不能独自在床边坐稳，应选择被动转移的方法转移老年人。在老年人身体允许的情况下，尽量选择协助转移的方式，以增进老年人自身活动锻炼的机会。

（1）被动转移

1）将轮椅推至老年人床边，放在老年人健侧，与床沿成 30～45 度夹角，固定刹车，收起脚踏板，松开安全带。

2）两脚分开，前腿呈弓步放在老年人两腿之间，控制好老年人患侧下肢，后脚靠近床边，蹬地。老年人双手手搭在护理员肩部，根据老年人患侧上肢功能，引导老年人患侧手的合理摆放。

3）双手扶老年人腰部将老年人扶起站稳。将身体转向床，带动老年人身体移向床沿，并坐在床上。

4）协助老年人坐稳，脱鞋，上床休息。

（2）协助转移

1）将轮椅推至老年人床边，放在老年人健侧，与床沿成 30～45 度夹角，固定刹车，收起脚踏板，松开安全带。

2）将老年人健侧身体向前移动，使老年人侧身坐在轮椅边，老年人健侧手扶床边，健侧脚向前踏出一步，靠近床的位置。

3）双脚分开站立，一脚靠近床边，另一脚靠在老年人患脚外侧。

4）双膝微弯曲下蹲，双手扶抱住老年人腰臀部，嘱老年人患侧手放在其胸前保护。

5）起立带动老年人站起，顺势带动老年人身体移向床沿，坐在床上。

6）协助老年人坐稳，脱鞋，上床休息。

步骤 6　整理记录

（1）询问老年人转移感受，有无不适。

（2）洗手，记录老年人转移情况。

（3）如有异常情况及时报告。

注意事项

（1）转移时要尽量保持床面和轮椅坐位在同一水平高度。

（2）老年人身体条件允许的情况下，可为其准备移乘板和偏瘫型轮椅，训练老年人自己借助工具完成床椅转移。

（3）体位转换时注意保护老年人安全。

 相关链接

移乘板

移乘板（见图 3-26）是辅助偏瘫及下肢功能不便的老年人转移过程中的辅助器具。房间空间狭小、轮椅不能紧靠床边或老年人下肢无力、体重过大时，通过移乘板的使用，能大大减轻护理员协助老年人转移的工作难度。

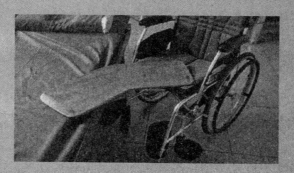

图 3-26　移乘板

使用方法：将移乘板一边放于老年人臀下的床上（或轮椅上），另一边搭在轮椅（或床上），护理员帮扶老年人沿着移乘板滑动身体，便可轻松帮助老年人完成床椅转移。

使用注意事项：支撑移乘板的两个物体要坚固稳定（如轮椅要固定刹车）；支撑移乘板的两个物体高度要保持一致；老年人在指导下熟练掌握移乘板的使用方法后方能独立使用。

培训课程 **2**

康乐活动

学习单元 1 示范、指导老年人进行手工活动

学习目标

了解老年人手工活动的目的与意义

掌握老年人手工活动的选择与调整

能指导老年人进行手工活动

一、手工活动的概念

老年人手工活动是指根据老年人活动功能情况，有针对性地选择一些手工活动项目，教老年人进行手工活动训练，以缓解和改善其肌力、脑力及关节功能的康复方法。

二、手工活动的目的

1. 通过手工活动，发挥老年人的手部功能潜力，达到恢复手指运动功能和灵活性的能力，提高老年人对手部活动的调控能力，达到改善生活自理能力的目的。

2. 通过手工活动，促进老年人手眼协调，能综合性发挥老年人躯体、心理、认知和情绪的多种因素的作用，转移老年人注意力，放松精神，提高记忆力。

3. 通过手工活动对手部功能进行训练，有助于延缓大脑衰退，预防认知障碍的发生和发展。

4. 通过参与手工制作过程，使老年人在作品完成后得到满足感，增加自信心，

调节情绪。

三、手工活动的分类

手工活动种类繁多，有主要分类有刺绣类、编织类、涂鸦绘画类、书法乐器类、纸工艺类、陶泥类、园艺创作类、旧物改造类、日常生活类、印染类、雕刻类等。下面介绍几种常见的手工活动项目。

1. 树叶、粮食粘贴画

（1）物品准备：各类树叶、胶水、白纸。

（2）活动方法：护理员准备好物品摆在活动室桌子上。若老年人各方面条件允许，还可以与护理员一起外出捡各种树叶，准备粮食。护理员教老年人制作方法，一边示范，一边和老年人一起动手制作粘贴画。粘贴画如图3-27和图3-28所示。

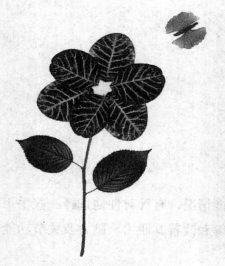

图3-27　树叶粘贴画

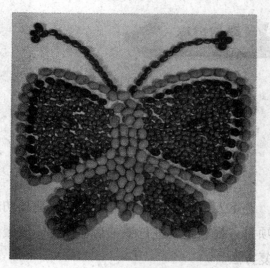

图3-28　豆子粘贴画

2. 纸工艺类

（1）物品准备：旧报纸、卡纸。

（2）活动方法：护理员准备好卡纸、旧报纸，先教老年人将旧报纸叠成长条，然后一边示范，一边教老年人将纸条不断互相叠压，编织成小篮子或其他工艺作品，如图3-29和图3-30所示。

3. 橡皮泥制作类

（1）物品准备：彩色橡皮泥。

（2）活动方法：护理员准备好彩色橡皮泥，先教老年人橡皮泥作品的制作方法，然后一边示范，一边和老年人制作出橡皮泥手工作品，如图 3-31 所示。

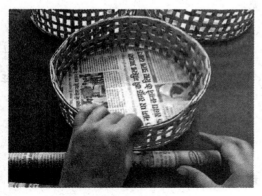

图 3-29　编织纸篮子

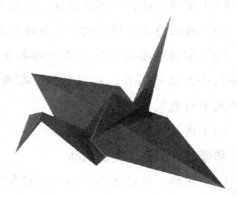

图 3-30　折纸

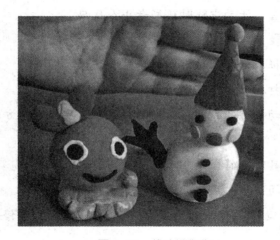

图 3-31　橡皮泥制作

操作技能

示范、指导老年人进行手工活动

步骤 1　告知

（1）态度和蔼，语言亲切。

（2）告知老年人进行的活动内容，以取得老年人的配合。

步骤 2　评估

评估老年人一般情况（如生命体征、意识及认知等）及配合程度。

步骤3 准备工作

（1）室内整洁，温湿度适宜，光线明亮。

（2）服装整洁，了解老年人身体状况、生活习惯、爱好等。

（3）掌握将要进行的手工活动要点，能指导老年人完成活动。护理员要设计老年人手工活动项目，内容新颖、有趣、多样，与日常生活相结合，同时要保证老年人力所能及。

（4）选择经济、安全的用具。

步骤4 示范、实施活动

（1）讲解、示范手工活动的步骤和注意事项。

（2）根据老年人完成情况协助其进行手工制作。

（3）多用鼓励语言，活动中随时观察老年人反应。

步骤5 整理记录

（1）活动结束，征求老年人对活动的意见和建议。

（2）整理用物，打扫卫生（可邀请老年人参与）。

（3）记录本次活动锻炼的目的、达到的效果和需要改进的方面。

注意事项

（1）选择活动用具时要符合老年人特点，同时保证安全。

（2）安排活动时间得当，应避开老年人休息时间。

（3）老年人在活动中出现厌烦或身体不适等情况应立即停止，协助其休息，并及时报告。

学习单元2 示范、指导老年人进行娱乐游戏活动

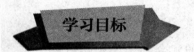

了解老年人娱乐游戏活动的目的与意义

掌握娱乐游戏活动的分类与注意事项

能指导老年人进行娱乐活动

一、娱乐游戏活动的作用

1. 使老年人保持良好的情绪

娱乐游戏活动的欢乐氛围容易消除其负面情绪，增进自信，起到稳定心态的作用。

2. 增长知识健脑

老年人通过参与益智类娱乐游戏活动，从中不断学习新知识，可提高老年人创作、学习的能力。

3. 增进身体健康

老年人参与适度的体育类娱乐游戏活动可起到锻炼身体、增强体质、延缓衰老的作用。

4. 扩大社交

老年人多参与娱乐游戏活动能增进社交沟通能力，扩大交际范围。

二、娱乐游戏活动的分类

1. 根据年龄分类

根据年龄可分为：低龄老年人活动（适合体力、精力充沛的老年人）、中龄老年人活动（适合活动能力尚可、无肢体功能障碍的老年人）和高龄老年人活动（适合年老体迈的老年人）。

2. 根据功能分类

根据功能分为：学习型、娱乐型、社交型、休息型、治疗型等。

3. 根据参与活动积极性分类

根据参与活动的积极性分为：积极被动型（如看比赛、表演等）、消极被动型（如睡懒觉）、积极能动型（如参加比赛、表演等）、消极能动型。

4. 根据参与人数分类

根据参与人数分为：个案活动、小组活动、集体活动等。下面介绍几个常见的娱乐游戏活动。

（1）个案活动——弹琴练习

1）物品准备：钢琴。

2）活动方法：护理员将有钢琴演奏基础的老年人送至钢琴室或活动厅，鼓励老年人进行钢琴演奏练习。在老年人同意的情况下，护理员也可以和老年人一起选择曲目，跟着节奏一起演唱。

（2）小组活动——猜词游戏

1）物品准备：猜词纸条、自制小花等小礼物。

2）活动方法：护理员组织老年人围坐成一个圈，先带领老年人做手指操热场，然后讲明游戏规则，猜词人不能看纸条，由护理员描述纸条上的内容，但不能说出纸条上的字，请老年人来猜纸条上的词语；或者护理员不能说话，而用肢体语言描述纸条内容，让老年人猜纸条上的词语。猜中的老年人可获得小礼物。

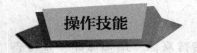

操作技能

示范、指导老年人进行娱乐游戏活动

步骤1　告知

（1）态度和蔼，语言亲切。

（2）告知老年人进行的娱乐游戏活动内容，以取得老年人的配合。

步骤2　评估

评估老年人一般情况（如生命体征、意识及认知等）及配合程度，是否有意愿参与娱乐游戏活动。

步骤3　工作准备

（1）室内整洁，温湿度适宜，场地适宜、安全。

（2）服装整洁，全面了解参与活动老年人身体状况、生活习惯、爱好等，熟悉将要进行的活动规则；护理员要设计适合老年人参加的娱乐游戏活动项目，要简单易学，让老年人力所能及并愿意参加。

（3）根据活动内容选择经济、安全的用具。

步骤4　示范、实施活动

（1）大声、清晰地讲解游戏活动规则，确保每位老年人清楚、明白。

（2）示范游戏活动的过程，必要时重复示范。

（3）游戏活动中护理员态度应和蔼，多用鼓励语言。

（4）活动中随时观察老年人反应，必要时给予帮助。

步骤 5　整理记录

（1）活动结束，征求老年人对活动的意见和建议。

（2）整理用物，收拾卫生（可邀请老年人参与）。

（3）记录本次游戏活动的情况，找出存在的问题，便于下次活动改进。

注意事项

（1）选择的娱乐游戏活动要充分考虑老年人的能力。

（2）安排活动时间得当，应避开老年人休息时间。

（3）老年人在活动中出现厌烦或身体不适等情况应立即停止，协助其休息，并及时报告。